U0257143

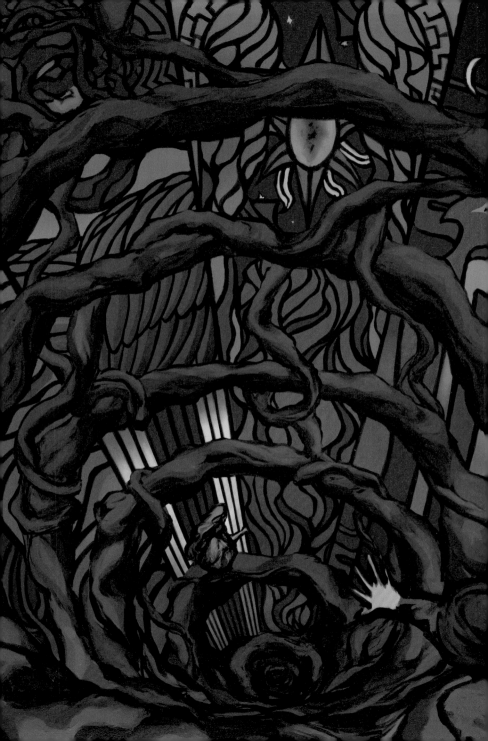

深陷漩涡，难以逃离。

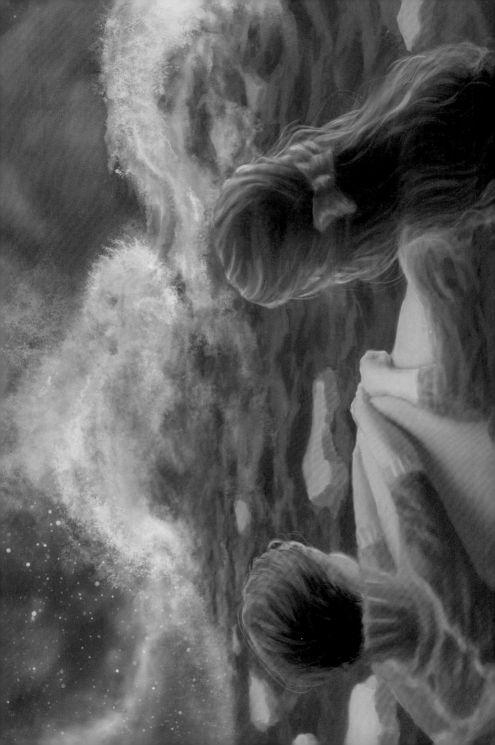

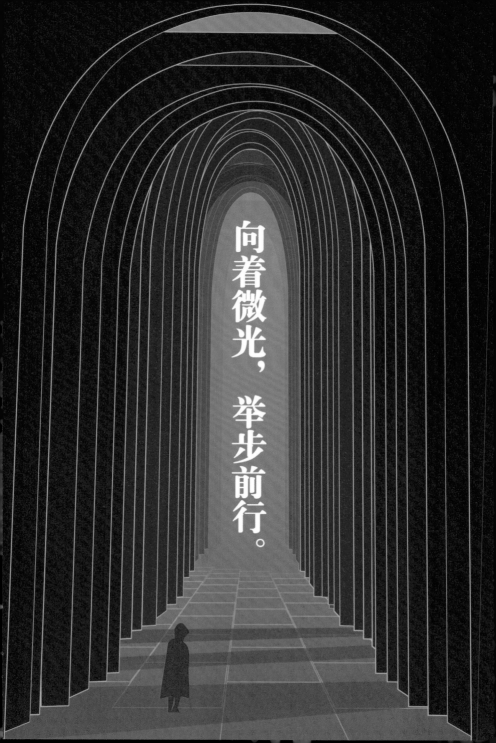

由迷宫至通途

——强迫症溯源疗法

沁月泽·著

深圳出版社

图书在版编目（CIP）数据

由迷宫至通途：强迫症溯源疗法 / 沁月泽著. ——
深圳：深圳出版社，2023.1
ISBN 978-7-5507-3584-2

Ⅰ. ①由… Ⅱ. ①沁… Ⅲ. ①强迫症—治疗—普及读
物 Ⅳ. ① R749.990.5-49

中国版本图书馆CIP数据核字(2022)第213202号

由迷宫至通途——强迫症溯源疗法

YOU MIGONG ZHI TONGTU —— QIANGPOZHENG SUYUAN LIAOFA

出 品 人	聂雄前
责任编辑	何旭升
	谢 芳
责任技编	梁立新
绘 图	沁月泽
封面设计	沁月泽

出版发行 深圳出版社
地　　址 深圳市彩田南路海天综合大厦（518033）
网　　址 www.htph.com.cn
服务电话 0755-83460239（邮购、团购）
设计制作 深圳市龙瀚文化传播有限公司（0755-33133493）
印　　刷 中华商务联合印刷（广东）有限公司
开　　本 889mm×1194mm 1/32
印　　张 13
字　　数 234 千
版　　次 2023 年 1 月第 1 版
印　　次 2023 年 1 月第 1 次
定　　价 68.00 元

献予父亲，母亲，燕儿，承勋，

只身栖宿于思维的原野，

你们为我携来了月与星辰。

序

致作者的信

亲爱的月泽小朋友：

你父亲把你的大作给我看，看了以后非常感动，也非常感慨，忍不住要跟你说几句话。

原先我便知道你在神经系统方面有些疾病，也看到你父亲的沉重压力，以及对你发自内心的疼爱和关心。但是，只有通过这本书，我才明白病魔对你的侵害是何等残酷，以及你和家人所承受的巨大的、外人所无法理解的压力，同时，看到了一种与病魔奋力抗争的不屈不挠的在绝望中升腾出崭新希望的高尚的心灵。

伯伯真的被这种心灵感动了。这是面对恐惧去撕扯它、战胜它的勇气，是面对绝望而重新赋予生命生机和意义的决心。龚自珍说："道力战万籁，微芒课其功。不能胜寸心，安能胜苍穹。"确实，人最难的就是战胜自己。而孩子，你战胜了。我对你走过这样一段既艰难又拼搏的心路历程由衷地敬佩。

书里不仅描绘了你对疾病从头到尾的感受和认识，而且以切身的体验、创造性的思维和自身的实践，给所有患这类疾病的人开出了驱除病魔、重获新生的良方。我无法亲自体验这些东西，但至少从逻辑上看，它是非常严谨和有独特创造性的。你从自己切身的体会中所提炼的一系列方法，带有极强的针对性，并以自己最终战胜病魔的结果，给无数的此类患者以信心、方法和希望。这是多么兼济天下的事啊！

苏格拉底说"认识你自己"，尼采说"实现你自己"，萨特说"超越你自己"。孩子，你做到了。我们为你鼓掌，并真诚地祝福你！

王京生

2019 年 7 月 3 日

使用指南

——本书设计与愿景

当翻开这本书时，我们便踏上了一段新的旅程。

现在，我们仍在永夜里，困于心的迷宫中。

请将这本书当作夜灯，当作罗盘，当作伙伴 —— 让它带领你开启这段新旅程。

封面的女孩儿，是每一位病友的象征。若能在本书的陪伴下走出迷宫，我们将步入极美好的世界 —— 黎明降临，曙光初现，日晕在穹形的彩虹下闪耀，重重云层间流动着奇光异彩，青鸟轻捷地掠过柔软的草叶，于光斑中鸣唱，为我们无比可爱、自由的清晨配上咏叹调。

这便像我们的心之世界，极轻盈、广阔而美好。

封面与封底所呈现的风景，在雾气中交融，那是我们踏出迷宫后，可以尽情游弋的新天地。

· · · · · · · · · · · · · · · ·

本书是我十三年的探索成果，前后修改二十一遍，绘制、设计了插图、插页、封面、封底，望能在言语图画间，创就更富趣味性与生命力的疗愈空间。

溯源疗法不只是自我疗愈的指南，更是寻求幸福的生活方式。

本疗法希望能以系统、具体、柔和、有序、灵活的方式，帮助朋友们从"自愈"到"自爱"，最终获得幸福。

全书分为十一章，由模型、理论、方法、图画、故事五个位面组成。

第零章，探讨"溯源世界观"，为自我疗愈点明总方向；第一到三章，分析强迫症的根源、形成、运行模式，陈述疗法的目标、计划、理念，为自我疗愈打下认知基础；第四到九章，分六阶段呈现自我疗愈实践方法，带领病友们由易到难、由表及里地恢复健康状态；最后一章，将疗法总结构整合，梳理全书脉络，便于读者回顾、把握、理解、实践。

"六阶段"的每一章，皆由"训练意义""训练内容""我的故事"三部分构成，让读者们通过这三部分阅读，对强迫症自我疗愈产生抽象且具象、理性且感性的认识，从而更好地吸收信息，为己所用。

我并不是专家，是在十余年间（十年患病，三年创作），于经验、实践和理性思考基础上，构建出的自我疗愈、自我管理系统，望能对病友们有启发、帮助。

感谢在我患病期间、病愈后，帮助、指导过我的朋友、哥哥、姐姐、阿姨、叔叔、伯伯。感谢父母对我温暖、无条件的支持。没有你们的关心、善意，我难以支撑到今天。

这本书透着你们星星点点的光芒。

在本书所展示的"溯源系统"中，有许多新概念。

希望朋友们，不要直接抗拒它们。

这个世界是活跃、流变的，语汇也随着世界的变动而更新、变幻。

只要这些新概念能贴合世界的流动，能为朋友们所用，那么它的存在便有价值。

此外，不要拘泥于固定的、唯一的答案。

世界有无数维度，生活也有无数维度，认知模式若僵化、狭隘了，便常会有摩擦、冲突、愤懑，这对自己是伤害。

有人会想："你是在摧毁自己著作的根基。"

这仍是陷入了"非此即彼"的认知模式。

"溯源系统"中所给予的框架，是世界无数维度中的一维，是无数答案中的一份。我并不意欲将其放入温室，捧上神坛，向世人展示其"无可置疑性"，它可以与无数答案所展示的人生观、世界观并存，并为读者所吸收、质疑、运用 —— 这也是宇宙魅力之所在。

总而言之，读这本书时，不要抗拒它，也不要迷信它。

· · · · · · · · · · · · · · ·

书中常有青鸟出现。

在东西方文化语境中，此灵动脱俗、无拘无束的身影皆承载着自由、希望、幸福等寓意。这极具生命力的意象似一股诗意的新风，穿越重重时代的回廊，在无尽的原野上游弋。

我想象，或许早在民智未启的蒙昧时期，青鸟已挣破形质的桎梏，潜入我们集体无意识的地下洞穴，翻飞其间。

存有愿景的人们，在意识之海中游荡时，便可捕捉到这久远的馈赠，触抚其颤动的羽毛。而后，跟随它的指引，去往应许之地。

它对我便是这样做的。

青鸟本不在这书中。

在插图中，我画的是一对姐弟的冒险历程。他们充当对方的支援者、引路人，一同在焦虑旋涡中奔逃，于思维飓风中游荡，最终离开重重迷宫，突破内心结界，前往更广远的天地。

原只画他们的探险，但画至封面、封底时，那小小的、惹人喜爱的蓝色身影总会闪现于我脑海中。我需要让这鸟儿从我心窗内飞出去，扑扇着翅膀飞舞于书中各个角落，来到你们眼前。

于此看来，我所绘的景象，倒无形中契合了《青鸟》①的故事，同是两个孩子的探险，同是由青鸟带来希望、愿景。

这对姐弟最终重获自由，在广远无垠的心之世界四处游历，创造奇迹。

而我们，也是时候走出迷宫，创造自己旷阔、幻丽、崭新的世界了。

---

① 莫里斯·梅特林克.青鸟[M].郑克鲁，译.上海：上海译文出版社，2011.

目 录

第零章

旅途前夜

——创造新世界

活
——立体、灵动、生长

    立体、灵动、生长，这不尽相同的三个位面，共同构成了一个变幻无常而又极富魅力的意体——活。

    世界是活的，我也是活的。

    世界是立体的，有无数维度和向度，我也如此。

    为什么我们诞生在这个世界上，虽有意志、思维、情绪、感受、行动，却难成活，反被困? 是因为世界之万有、内心之万象难以捉摸、把握，在我们摸索时，这一团混沌往往会在不知不觉中，形成"结"，把我们困于其中。

    "结"就这样成了"劫"。

    心理疾病，便是由心而发之物，成了令我们困囿其间的结。一时之间，"我"与"我"相隔甚远——看着冲突、碰撞、挣扎的自己，却无法让一切平息。

    我们从出生起，就受着保护、规训、教化，学习文字、明晓人情、掌握法则、体察规律……这都是世世代代文明之凝结，是人在邈远洪荒中，逐渐摸索、建立、固化的支点。它们凝成无形的巨网，覆盖于世界之万有、内心之万象上，供我们在其上行走，而不至迷失。

我们深深地受益，但同时，却在亦步亦趋于支点上行走时，忽视了重要的事实——世界是活的，我也是活的。

文字、法则、规律……世间种种，皆是立体、灵动、生长的，但人们在多年保护、规训、教化中，或不知，或忘了这件事。我们将其横平竖直地放进心里，又用"死"的目光看万物、看自己——最终，我们困在结里，却不能活出去。

本书的"溯源系统"不仅是疗法，亦是活法，希望能让朋友们透过文字、画面，突破层层藩篱，脱离强迫症之结，逐渐触摸到立体、灵动、生长的世界，活出立体、灵动、生长的自己，最终长久地栖居于幸福的高地。

若要治愈强迫症，先让我们看得高一些、远一些，从强迫症所生成的世界说起。

毕竟，正如爱因斯坦所说——

"解决问题的意识层次必须高于提出问题的意识层次。"

外部世界与内部世界

我们每个人，都是内部世界的栖居者，创造着属于自己的现实。

我们与外部世界的接触，永远要透过自己的眼、耳、鼻、舌、身；我们对外部世界的思考，永远不能逃离自己的大脑与心理；我们对外部世界的认知，永远打上了过去体验的烙印。外部世界的物质、信息、能量，经过每个人各异的感觉、认知处理，展现在我们独有的内部世界中。

天上的闪电，在婴儿眼中，是一道刺眼的光；在远古先民眼里，是神灵的震怒；在现代科学家眼里，是大气中的放电现象。

在乐观者眼中，世界充盈着希望；在愤世嫉俗者眼中，世界满是不公；好学者看到，世界由未解之谜构成；美学家看到，世界激荡着美的震颤。

盲人的世界，是黑暗中的声音；聋人的世界，是无声的光影；通感者的世界，声音有色彩，数字有画面，词语有味道，颜色有音律……

外部世界本体没有变，人与人的内部世界却大相径庭。

可以用以下的表达式来简要地展现其中的关系。

$$外部世界 \rightleftharpoons 自我 \rightleftharpoons 内部世界$$

"外部世界"是在我们意识之外独立存在的"客观世界"，"内部世界"是外部世界与自我共创的"主观世界"。自我既是客观世界的组成部分，也是主观世界的组成部分。

自我改变着外部世界，外部世界亦改变着自我；外部世界通过自我，在内部世界中呈现出各异的形态；内部世界虽由外部世界元素构造而成，但又能超脱它，凭借自我拥有的思考力、想象力，无限地扩张……（此处的外部世界，指我们所能感知的部分）

我们无法脱离内部世界，只能在其中感知万物。

当我们患上强迫症时，便早已处于崩坏的内部世界中。

外部世界一如往常，内部世界却濒临崩塌。我们在恐惧的深谷中，在焦虑的湍流间，在思维的迷宫里，挣扎、嚎叫、求助，成为这可怖世界的奴隶。虽痛苦，却无力消解这些痛苦，只能在内部世界的坍圮中徘徊，反复苦闷的生活。情绪难以平复，痛苦没有出口，创伤无法愈合，即使外界晴空万里，我们也像处于永夜之中。

　　若要改变受困的状态，脱离强迫苦痛，就要从"自我"入手。

　　因为，我们不能决定外部世界的动向，却能通过改变自我，来彻底变换内部世界的呈现，使暗夜退散，还自己一片新天。

自我系统

自我的组成元素

基因、大脑、身体、心理、体验，这五个关键元素交互形成了"自我"。

基因，是人类的遗传物质。

大脑，是人类神经系统的关键部分，是高级神经活动的物质基础。

身体，是人体中除大脑以外的生理组织，是机体活动的物质基础。

心理，是情绪、感知、思考等心理活动的集合。人们常用"性格"来描述一些相对稳定的心理状态特性。

体验，是自我内部、自我与外部世界的物质、信息、能量交互（输入、输出、整合、分解等）的经验。我们的感知、思维、行动、所处的环境、所经历的事件等都是体验。

当然，往深一步说，基因表达、大脑运行、身体运作也是体验，大脑也可看作身体的一部分，"自我"是一个相当复杂的活系统，总是"你中有我，我中有你"。对这五元素作区分，是为了更好地剖析自我系统，否则我们理解"自我"，便觉玄之又玄、难以捉摸了。

人类的基因表达终生都在变化，体验会影响基因表达，基因、大脑、心理又会影响体验；大脑具有可塑性，持续地被基因、身体、心理、体验塑造着；心理也终其一生被大脑、身体、基因、体验雕塑着……这五元素密不可分，相互影响，相互塑造，形成立体、流变的"自我系统"，引导我们的情绪、感知、行为。换句话说，自我的每一点一滴，都能投射出基因、大脑、身体、心理、体验这五个位面。

"自我系统"即"自我"。

强调"系统"，是因为"自我"的确是牵一发而动全身的精密系统，也因为，不断地重复这一语汇，能让我们以更为综合、立体的视角看待自我，为自我的系统性优化建立意识、强化动力。

因此，读者阅读时，将"自我"与"自我系统"这两个名词画上等号即可。

自我系统相当重要，它是我们所有生命活动的孕育场，赋予我们生理、心理免疫力，左右我们所有的感受、思维、情绪、行动。

如果缺乏调控自我系统的意识，任其紊乱无序，我们的心理、生理、学习、工作、生活都会受阻，面对各类内外部冲突，应变力、复原力亦不足。久而久之，自我系统便会由混乱转向崩溃边缘，甚或全面崩盘。

强迫症就是在紊乱的自我系统中爆发的。

强迫症遗传信息、失衡的大脑、虚弱的体质、消沉的心态、痛苦的体验……这种种因素都会在点滴间削弱自我系统，并产生负面的"协同效应"，悄然间将我们拉入恶性循环中，最终使强迫症爆发。

既然如此，我们如何解决这一核心问题？

构建一个优质的自我系统。

构建优质自我系统的原因

在前文，我列出了一个简化的表达式：

$$外部世界 \rightleftharpoons 自我 \rightleftharpoons 内部世界$$

外部世界与自我，无时无刻不在进行着交互，这种双向的互动交流，又会使我们的情绪、思维、感受、内部世界产生变动。如果不构建有力的自我系统，便是将身无片缕的自己完全交付给繁复、危险的世界，内、外部危机随时会爆发。

自我与外部世界的交互，可分为两类 —— 外部世界对自我的改变、自我对外部世界的改变。我便就这两类交互，论述构建优质自我系统的两层原因。

外部世界对自我的改变

外部世界，是极繁复的物质、信息、能量场。

我们一刻不停地与外部世界交互着、被外部世界塑造着。

我们呼吸空气，摄入食物，与体内的微生物共存；我们的感官接受着世界的声、光、色、味刺激；我们的身体吸收着热量，心理感受着精神能量。

我们感受、观察、模仿、思考、学习外部世界；我们说着这个世界的语言，奉行这个世界的习俗，遵守这个世界的法度。

他人的语言、行为、习性、世界观、人生观、价值观潜移默化地影响着我们；书籍、影视、音乐、绘画、广告、广播、公众号、短视频持续向我们输出信息；科学、哲学、神学、艺术、历史等学科，从不同位面为我们讲述世界的故事。

我们的基因、大脑、身体、心理、体验都被外部世界改变着。

但是，这种改变的趋势是好是坏，十分考验运气。

当我们无力调控自我、只能随波逐流时，若有幸在安全、善意的环境中成长、生活，便能安然无恙。但外部世界总有数不清的变数，即使我们生在良好的家庭，在学校里、社会上，也会存在无数负面信息，发生各类负面状况。

冷漠、欺瞒、嘲笑、掠夺、暴虐，负面的世界观、人生观……它们在外部世界的每个角落游荡。

若我们无法适当地调控自我，在负面的环境中，接触到负面的人、事、物时，便会给自我留下难以复原的创伤，破坏本就无序的自我系统，使其更为紊乱，为各类内、外部冲突制造隐患。有许多我们意想不到的事情可能会发生：精神被打击，情绪被刺激，性格被扭曲，生活的希望被扼杀……

我们应该明白，外部世界波诡云谲、变幻莫测、难以捉摸；也应该明白，永远身处安全、善意环境的可能性万中无一。既然我们无法寄望于外部世界恒常安稳，也无法寄望于永远顺遂的好运气，就应该着手构建我们的"堡垒"——自我系统。

构建优质的自我系统，能让自我各元素处于良好状态，自如地观察、控制、管理自我，消解各类冲突。这就是在繁复的物质、信息、能量场中所建立的稳固活堡垒，尽力保护自己免受伤害，即使受到伤害，也能尽快复原。

因此，从这一部分，我们得以明晰构建优质自我系统的第一层原因——自我保护。

自我对外部世界的改变

"工欲善其事，必先利其器。"

这句话几乎人人听过。

我们的工具从火、石、金属进化到飞机、手机、电脑，但总忘记了最重要的"器"——自我。

为什么我们总是忽略了这重中之重？

首先，我们的感受机制主要是"外向"的，便不可避免地，有"只缘身在此山中"的自我意识困境。

其次，我们的社会语境也形成了一种错误的集体共识——外源生活。（这是为了方便论述而自造的概念。在溯源系统内，还有许多新概念。语言也是呈现新视角的"器"，请以灵活的心态看待它。）

"外源生活"的意思是，总以外部世界的人、事、物为出发点来生活。

我们从小到大，总能听到无数强行"外源化"生活的观点：生活无非是"车子房子票子""柴米油盐酱醋茶""老婆孩子热炕头"……

这样简单粗暴地将生活"外源化"的观点还有许多，它不仅是芸芸众生对生活认知的忠实呈现，亦潜移默化地影响了一代又一代人的世界观、人生观、价值观。

　　我并不意欲从道德层面来批判这些观点，只从效益层面来指出这一认知的问题。

　　我们若要实现"人事物"的成就，只能由自我对外部世界进行改变。

　　如果说，自我是处理外部世界任务的硬件系统，外部世界的人事物就是各类软件程序。假若硬件系统配置不够，软件程序自然运行得不顺畅，甚至会让系统崩溃，电脑死机。

　　单纯的外源生活，就像是强制运行各类程序的电脑系统。当电脑死机时，只是重新启动，再次运行，不考虑更换新硬件或新电脑。这样的电脑系统虽然可以运作，但往往缓慢、卡顿、频繁死机。这就像许多人的生活，遇到挫折，不调整、不思考、不改善，只是硬扛，想着总能熬过去，最后往往以失败告终，而后慨叹人世不公、时运不济。

　　外源生活的人，脑中充斥着外部世界的人、事、物，而缺乏对自我的关注、发展，所以总处于这样的生活中：被各类事务推着走，大事小情不断，一旦空闲下来，却不知道做点什么，于是手机、电脑、床榻成了闲时标配。人生被无奈、空虚充斥，追逐着外人眼中的成功，浑浑噩噩地过日子，处于庄子所言"丧己于物，失性于俗"的状态。

　　这样的人，庄子称为"倒置之民"，是本末颠倒地生活之人。

　　舍近求远，舍本逐末，为生活带来诸多麻烦、劳苦。

更高效的生活方式，是"溯源生活"。

溯源生活的人，并不强制运行各类程序，而专心升级硬件系统，提升自我，从源头解决问题。如此这般，便能将无数外部事务的处理难度降低好几个层级，比起外源生活，自然高效许多，正是"一得永得，一通百通"的生活方式。

与其在紊乱的自我系统中踉跄前行，不如构建优质的自我系统，于外部世界方方面面中受益。

从这一部分，我们又能得出构建优质自我系统的第二层原因——高效发展。

除此二层原因之外，构建优质自我系统还有第三层原因。

它能带领我们获得幸福。

幸福

幸福：一个概念，一个支点

"幸福"，一个意外地，生活中少人提及的词语。

它似乎一开始，就离大多数人很遥远。

它也被我们的文化语境设定得很遥远。

在许多人的惯常思维中，"幸福"似天上的月亮，我们向前一步，它却向后一步，永远在天穹远处。

因为幸福离我们如此遥远，我们便很少提到它、想到它，又因为，我们那么少地提及它，而忙于、惯于、疲于搅和在日常的物质、信息流动中，我们便忘却、丢失了它。

从本质上说，"幸福"是我们从空无中创造的概念，"不幸"亦然。它就像一个空容器，随着人心的流转，投射出千千万万种定义。

如古罗马哲学家爱比克泰德（Epictetus）所说："影响人心情的不是事件本身，而是人对事件的观感。"

我们对幸福的定义，正在塑造我们的人生。

其实，"幸福"这一概念，只是一个支点。我们真正要做的是，确立这一个稳固、有力的支点，让它带领我们进入理想状态。

幸福如何定义？

有人说"三餐无忧"，有人说"功成名就"。

虽然，每个人对幸福的具体表现有自己的设计，但我们难以否认的是——幸福是美好的心理状态，是我们长久以来追寻的深度满足。

满足，是两相和合的状态，可以是身与心的和合，人与人的和合，时与事的和合……总之，它是一个融洽、熨帖、舒适的状态。

我们可凭"欲望之满足"的讨论，作为突破口，来理解这一状态。

欲望

欲望是人类的本能。

生存的欲望、求知的欲望、实现个人价值的欲望……它们长久地存在着。假若不能正确地应对这些欲望，便成了追月的痴人，永远求索，永远失望，永远痛苦。

"你为什么要一直奔跑？"

"我想追到月亮。"

"为什么要追呢？我们不是长久地沐浴着它的光辉吗？"

如果追月之人，变换自己的认知，那么对月亮的欲求立时便能满足，而且是长久地满足。

满足欲望，获得幸福，也是一样的道理。

有人说，这是自我欺骗，是精神胜利法。

先别急着下论断，听我说下去。进入幸福状态，当然不是一个念头那么简单。

欲望是生命的组成部分，但很多人将其视为洪水猛兽，为什么呢？

因为欲望带来了痛苦。

正因如此，许多人将"欲望"与"痛苦"画上了等号，并刻意地回避欲望、压制欲望。这并不是健康的认知、应对方式。

否定欲望，便是否定生命，是否定人性。

我们将文明的巨网密布于自我之上，将各处拆分、命名、研究，并通过这样严谨、细致的治学方式，获得了辉煌的进展。我们也不得不这样做，让名称、属性、状态给我们可着手之处，从无到有地构筑社会的横纵轮廓，以造福众生。

但同时，我们也应用"活"的眼光去看待各类概念，而不为其所困。

"欲望"就是一个被僵化、单薄化理解的概念。

我们把"所想""所求"安上"欲望"之名，又将它孤立、矮化、丑化，使它像魔鬼的诱饵，像光明的对立面。但当我们褪下文明给它涂上的重重油彩，将其层层紧绷、灰暗、僵硬的外壳划开后，便能看到它涌流、自由而无所不在的能量。

欲望是"动因"，是驱使我们生存、体验、发展的推动力。

朱光潜先生有云："人生来好动，好发展，好创造。能动，能发展，能创造，便是顺从自然，便能享受快乐；不动，不发展，不创造，便是摧残生机，便不免感觉烦恼。"

再进一步说，欲望就是思维、情绪、感受的杂合体，我们无法将思维、情绪、感受从它身上抽离，并指摘它是不应存在的邪恶之物。在文明尚未出现前，我们这思维、情绪、感受所融成的杂合子——欲望——就已存在，并伴随我们度过了数百万年，支撑我们于蒙昧中建立文明。奈何文明又以名词、定义、语境赋予其负面意义，也将此后的一代又一代人困住。

欲望和思维、情绪、感受难分彼此、熔于一炉。事实上，欲望、思维、情绪、感受本就是"自我"这一生命体中，水乳交融的有机成分。

在溯源系统中，我将它们统称——心潮。

从心理的宏观位面看，思维是心潮，情绪是心潮，感受是心潮，欲望亦是心潮。只要我们一息尚存，它们就在我们内心涌流，永不止息。

欲望本是可以引导、改变的，但不应，也无法彻底消灭。

它之所以会带来痛苦，是因为我们看待、应对欲望的方式不对。

我们以为，满足欲望就是做成特定的事、拥有特定之物、建立特定的社会关系。但我们忘却了，欲望是动因，是我们生存、体验、发展的推动力，它不会停止运动。当我们将满足某一欲望、达成某一固定标准看作幸福的话，除此之外的生活便显得黯淡，未达到标准时，总是不满着、渴求着，一旦到达之后，不多会儿就生发出空虚、无聊之感。

究其本源，是我们用静态的方式看待动态的万物。

自我是变动不居的，世界也变幻无常。

在动态的世界求静态的幸福标准，只是徒劳奔波，去追逐虚空幻影。

若将"幸福"看作结果，那它在流变的世界中，只占小小的一点，则人生所见，处处皆是"不幸"；若将"幸福"看作一个长期存续的状态，当我们进入那一状态时，便能长享幸福。

我们如同在海潮之上，海浪是不止不休的，正如欲望，正如心潮，正如世界的所有潮流一般。若我们静止于海中，就会被海浪推着走，甚或被吞噬；若我们能在浪潮之上平衡，与它保持动态的谐和，便能进入和合的满足状态。

和合、平衡、满足

是的，这一深度满足状态，不具固定形态，而是持续变动的。

幸福应是一种能随自我、世界变动而变动的状态，任沧海桑田、时移世易，总能有深度的满足——我们始终处于动态平衡之中。

平衡不是保持中庸。

举一个具象的比喻，假若要构成"10"，中庸是"5+5=10"，平衡可以是"1+9""2+8""3+7""3.25+6.75""2.5×4"……我们可以通过无数种方案获得平衡。

满足，是身心合意之感，是自我与内、外部世界和合的状态。内部世界流变，外部世界无常，要达到这种和合状态，就要通过优质的自我系统来保持平衡。毕竟，在内、外部世界中，除了自我系统外，我们再无可直接操纵之载体。

假如，我们的自我系统是凝滞、僵硬的，那么，当我们在流变的世界中穿梭时，总会这里削一角、那里磨一块，久而久之，就内耗严重、痛苦难耐了。"能力"追不上"目标"，"计划"赶不上"变化"，"理想"与"现实"有摩擦……这种种境况在人生中时有发生，它之所以带来痛苦，都是因为自我系统不能带领我们保持平衡，而引发了碰撞。

假如，我们的自我系统有序、稳定、灵活，便能凭借它，在流变的内境、外境中，如水流一样自如地涌动，水不会因碰撞而损耗，而能在灵动的方向中创造出新的平衡。

是的，我们的平衡还需要有方向。

生存是不止息的"动"，既然是"动"而非"静"，便总是有方向的，不能像无头苍蝇、无根浮萍那样，将一切交给"随机性"掌控，那就像闭眼走在公路上，极危险。

动态的平衡也含着无数的选择在其中。不论是有形还是无形的选择，每一次选择都是"动"的方向。方向，能让我们不至在世界中漂泊、游离。

方向

如何明晰方向？

我看到许多答案：意义、价值、目标、乐趣……

有人认为，唯有意义才能升华生命；有人对意义嗤之以鼻，更看重切实价值；有人坚信，实在的目标才能改变生活；有人暗叹生命苦短，需专心体悟存在之乐趣。所以，我们会困惑，会思考："正解是什么？"

为什么不能都是正解？

不要用做数学题的态度来寻求人生答案。

人生的复杂程度，远不是 A、B、C、D 可以描摹的，这样一味求简化的思维方式，往往会带来磨难。

扪心自问，难道我们真的只能容许单一维度的固定方向来框定人生道路吗？假若将意义看作最终答案，难道就能彻底抛弃其它需求，不谈价值，不论乐趣？

切莫忽视这一点——方向也是活的。它是多维度的，是因人而异的，是持续流变的。我们结构精妙的大脑、瞬息万变的心理完全能应付得来人生方向的丰富、细化、探索、调整。

往深一步想，意义、价值、目标、乐趣之所以被人一再提及、一再追寻，就是因为，它们都能为人类提供方向。

我们所存在的世界，是一个全然不提供既定答案、既定方向的世界。但我们需要方向。若无方向，我们在来路不知、去路不明的宇宙间，就会持续地困惑、恐惧、无助、绝望。

正因我们需要方向，才有了意义、价值、目标、乐趣。

究其本源，它们都是人类为自己创造的方向维度。

当原始人类在荒茫的大地上行走时，他们的脑中并不存在意义、价值、目标、乐趣之类"概念"，只是跟随本能行动，确保自己能够生存下来。先人在一片洪荒中，在精神的"无"里，在一代又一代的发展中，逐渐凝结出了人生的答案。

"我们活着为了什么？"

"为了意义／价值／目标／乐趣……"

人类又在构建社会机制的过程中，将这些答案内化于文化语境中，成为许许多多人共有的答案。我们可让这些答案为己所用，但不应拘泥于成规，让单一的维度成为行动的牢笼。就如著名心理学家维克多·弗兰克尔（Viktor Emil Frankl）所说："生命对每个人都提出了问题，他必须通过对自己生命的理解来回答生命的提问。"

自我是活的，人生也是活的，不要将概念僵化，把生命的路越走越死。不要做文明的囚徒，让生命被语言、概念、学科所"奴化"，最终委顿凋零。

去成就生"活"。

或许，说说我的生活，能更明晰地表达我所想。

在今天，在这个晚上，在我写作的这一刻，"意义、价值、目标、乐趣"是我前进的大方向，但我又无时无刻不在做着变通。

我可以为了意义而牺牲乐趣，又能在这样的行动中创造乐趣；我会为了一时享乐而搁置目标，又常为提升价值而树立目标；我乐于为眼前的目标设计意义，从而提升对自身价值的认可；在心情烦闷时，我也会放任自流、不管不顾，将意义、价值、目标、乐趣统统抛却……

在我生活的流变中，在动态的平衡里，方向丰富着、细化着、更新着，这不是负担，反而让我愈加轻快 —— 因为，我的方向与自我紧密地和合。我并不为概念而困苦，却能让其活起来，支撑行动、思维、情绪、感受，在持续地前行中，保有与自我、与世界的谐和。

一切都极微妙而美妙。

虽然在自我之中，有心潮起伏，在世界之内，亦浪潮澎湃，但优质的自我系统，如航行中的轮船，既能在浪潮中自我保护，又能于浪潮中平稳航行。当我们平衡地，在内境、外境的波澜上穿行时，将会感到轻盈、自由、快乐，持续地处于深度的满足中，沉浸于幸福里。我们的内部世界，永恒的栖居地，也会在自我系统的灵活调控下，变得辽阔、璀璨、光华流转。在这样的世界之中，情绪得以平抚，痛苦得以止息，创口得以愈合，一切被清洗，我们将以焕然一新的感知触碰世界万象。

若能处于这样的状态中，则"生又何苦，死又何惧"？

我们能在人生的所有阶段，写就自己满意的答案。

现在，我们可以确定一个"幸福"的定义，作为明确的支点，带领自己进入理想状态了。

幸福是 ——处于美好的内部世界里，于自我、内境、外境中保持着动态平衡。

如果你愿意进入这一世界，便带上书，出发吧。

第一章

强迫症的诅咒

诅咒

——思维的悖论

考场里。

沉甸甸的寂静。

握笔，伏案，试题做至一半，意识逐渐凝于一处，思路如新泉汩汩涌出，只管走笔疾书，只觉挥洒自如。恰在此时，脑中突然响起一段旋律，若隐若现，反反复复。要专注于试题，便要立刻刹停旋律，但越阻拦它，它却越发喧闹嘈杂，在脑中循环播放。意识开始躁动、流窜，在题与题之间艰难匍匐，奋力抵抗噪音，却又被其击得粉碎。

短短几秒内，与考题的对弈，沦为精神的苦役。

直到考试结束，这一旋律仍在脑中持续地肆虐、反复地循环。

许多人都有过这样的体验，但很少有人细想过，这体验如果占据了每日生活，将是怎样的煎熬。

强迫症患者每天就过着这样的日子。

当我们拒绝思考时，恰恰强化了思考。

这就是思维的悖论，是不可变更的规律。

我们患强迫症的具体原因各不相同，但都由这同一规律催动。

强迫症治愈的困难性

许多强迫症患者都有数年之长的病史，可见强迫症治愈的困难性。

为什么治愈难度如此之大？

在我看来，主要由三个因素导致。

1. 思维悖论

在我们竭力挣脱某一想法时，该想法却一次次重现于脑海，愈发清晰。抗拒思维，就像徒手将粘在手指上的麦芽糖捻脱，只会越使劲越费劲。

心理学上有个名词叫"反弹效应"，便准确地形容了这一矛盾特性。

不幸的是，强迫症患者的双手已粘满了麦芽糖 ——思维早已乱作一团，四处冲撞，想是痛苦，但越要不想却越想，便更加痛苦……

怎样能不通过"不想"，来达到"不想"的目的？

此话虽拗口，却实是病友们的切肤之痛、难解之谜。

正因为难解，所以治愈起来极度困难。

2. 应对失当，越陷越深

我们已踏入思维悖论的沼泽，下意识地挣扎，反而让自己越陷越深。

抵抗无法让思绪消失，却让更剧烈的反作用力袭来，引发一轮又一轮自我抗争。在极耗精力的辩论循环中，恐惧升级、焦虑迸发。缺乏经验的我们，一再强迫自己转换思绪，但迎接我们的又是循环往复的洗脑狂潮。

当一次又一次抵抗思维、恐惧、焦虑的侵袭，却经历一轮又一轮惨败时，我们开始惯性地反驳与被反驳，逐渐丧失正常思考的能力，沦为强迫思维的傀儡。

当病情逐渐恶化，寄望于治疗时，我们又遇到了下一个难题。

3. 医患沟通困难

强迫症患者本就思维紊乱，无法将内心感受梳理清楚，甚至自己也不明白究竟发生了什么，也就难以将具体情况表达清楚。由于强迫症状的复杂性，医师也难以理解患者的诉求、构建有针对性的治疗方案。

患者止步于内心的高墙前，触不到源头，医师与患者间亦有无形屏障，使治疗进展往往不尽如人意。

以上三大因素，让病友在治疗中，不仅难获进展，病况还极易恶化。有鉴于此，我们不得不对治疗采取相当审慎的态度。

治愈强迫症，的确是极为困难的进程。在狂风暴雨、狂轰滥炸中，我们要挑战本能，要绕过规律，将强迫症粉碎 —— 这似乎是个不可能的任务。

请稍稍放宽心，我的这本书，正是为了陪伴朋友们而生。

我们的确要挑战本能，要绕过规律，但一切都会以有机、松弛、柔和的方式进行。现在，我们被困于"结"中，毫无头绪地行动，只会让结越缠越乱、越缠越紧，要先看清其所有脉络，才能将其解开。

要"了"，才能"解"。

因此，我们就从了解"强迫症的根源、形成、运行模式"着手，开始这段旅程。

第二章

强迫症"滚铁环模式"

滚铁环模式关键元素

对强迫症根源、形成、运行模式的研究，亦是溯源疗法中，强迫疗愈立足之本。我将强迫症的根源、形成、运行模式统称为**"滚铁环模式"**，简称**"环形模式"**。

请看下图，结合文字进行理解。

滚铁环模式示意图

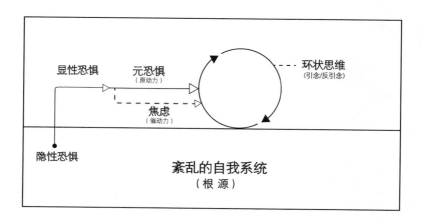

小时候，很多人玩过"滚铁环"游戏，我们用铁棍前端的叉子给铁环一个向前的力，边跑边持续地推着铁环滚动。强迫症的运作模式恰巧与它十分契合，因此我称其为"滚铁环模式"。

铁棍是"元恐惧"；铁环是"环状思维"，由"引念"和"反引念"组成；让铁环前行的力分为"原动力"（元恐惧）与"催动力"（焦虑）；使元恐惧滋生、环状思维出现的土壤便是"紊乱的自我系统"。

在原动力、催动力的推动下，引念与反引念相互对抗，形成环状思维，并持续转动。

刚接触这些新概念，难免会云里雾里。

我们先熟悉模式中的关键元素，从"点"开始建立认知结构。

关键元素

引念： 最先在脑海中冒出的，引发恐惧、反感、焦虑的念头。如"渎神""伤人""患病""自残"等等。

为抗拒这一念头，产生了一系列相互辩驳的环状思维。在同一环状思维中，虽然引念的具体内容不尽相同，但针对的是同一个引念核心。

反引念：与引念相对抗的念头，主要以反抗、安抚的形式出现。在同一环状思维中，虽然反引念的具体内容不尽相同，但针对的是同一个反引念核心。

环状思维：是强迫症爆发时，脑内相互驳斥的强迫思维循环。主要以"引念→反引念→引念→反引念"形式进行循环。

如"不洗十遍手，我就会得病""不会的，我的免疫力足够高""万一正好有病菌沾在手上，我就危险了""不可能那么巧合，别想太多"……这一连串自我辩诘就是环状思维的形式。

环状思维组成：引念、反引念的循环。

环状思维运转机制：即环状思维赖以运转的原理，是思维的"反弹效应"，越是不想它，就越会想它；越是抗拒它，就越会强化它。

环状思维原动力：元恐惧。

环状思维催动力：焦虑。

元恐惧：强迫症患者具有的，引起环状思维的，对特定人、事、物、思维等产生的高度恐惧。它是推动环状思维持续运转的特殊恐惧形式，也是其首要动力，因此被称为环状思维的原动力。

如果说"引念"是点燃强迫之火的火星，那么"元恐惧"便是长久累积其间的热能。对引念的抗拒，实质上是我们对特定对象的元恐惧所导致的心理反应。因此，元恐惧才是环状思维的原动力，引念是其在思维上的具体表现。

焦虑：由担忧、恐惧引发的烦躁情绪。在焦虑的作用下，自我争辩会更为激烈，是环状思维的催动力。

强迫行为：对引念的反抗、安抚行为。

强迫泛化：强迫症所带来的痛苦催生了对"思维、行为重复循环"的元恐惧，反而使强迫内容增多、强迫范围扩大。

强迫症根源：紊乱的自我系统。

现在，我们已对"环形模式"有初步了解，但尚不清楚强迫症具体是如何形成与运行的。接下来，就从强迫症根源开始，逐渐明晰其前因后果。

强迫症的根源
——紊乱的自我系统

是从哪一步开始，光线逐渐黯淡，空间逐渐逼狭，氧气逐渐稀薄？恐惧从哪里浮现，焦虑从哪里升级，互相撕咬的念头从哪一刻开始扭拧？我们的内部世界是从何时开始，变得破败、扭曲、可怖、无望？

但这一切都不能归结于"某一步""某一刻"。内部世界由光明到黑暗的过程，难道能像摁下开关一样，单单凝结于"一点"？

强迫症不是凭空爆发的。

在爆炸之前，整个内部世界已弥漫着可燃物，只等"引念"一个火星，将强迫症引爆，随后，一切都分崩离析。

正是"我"造就了这一切。

"强迫症"是"我"的一部分。

强迫症的无序、碰撞、失控，体现的正是自我系统的无序、碰撞、失控。

换句话说，**"紊乱的自我系统"才是强迫症的根源。**

我们不妨再凑近一些，看看紊乱的自我系统与强迫症在五个位面——基因、大脑、心理、身体、体验中的联系，进而对"强迫症根源"有更全面、深入的理解。

基因元素

基因，是我们体内的遗传因子，支持着我们生命的基本构造和性能。强迫症的确与基因有相当程度的关联性，已有研究成果证实了这一点。

研究人员曾对 2057 名 18 岁前患病的强迫症患者展开研究，以 6055 名 18 岁前未患心理疾病的健康人作为对照组。该研究表明，当直系亲属是强迫症患者时，自身患上强迫症的可能性增大。当直系亲属有情感障碍、抽搐症、焦虑症时，自身患强迫症的风险同样会提高。[①]

一项发表于《美国医学会杂志·精神病学》（JAMA Psychiatry）的强迫症遗传学研究报告，同样揭示了基因的影响力度。在针对 5409 位女性受试者的调查中，同卵双胞胎的强迫症同病

[①]　Hans-Christoph Steinhausen,Charlotte Bisgaard,Povl Munk-Jrgensen, et al. Family aggregation and risk factors of obsessive-compulsive disorders in a nationwide three-generation study[J]. Depression and Anxiety. 2013, 30(12): 1177–1184.

率（Concordance Rate）为 52%，异卵双胞胎的强迫症同病率为 21%。这项研究估算得出，强迫症遗传可能性约为 48%。[①]

但强迫症与基因有关联，并不意味着我们无计可施。

虽说，"基因决定论"曾甚嚣尘上、风靡一时，但科学家早已发现，单纯的遗传因子并不能决定我们的所有："基因组并没有充分的讯息，去直接规定个体将有什么样子的特性。基因组对个体特性的决定性，就整个个体发展的过程而言，是间接的，因为决定个体特性成形的过程事实上是多元而复杂的，只有在那多元而复杂的过程里，基因组对个体特性的决定性才获得实在性。"[②]

看看同卵双胞胎，由同一个受精卵一分为二，形成两个胚胎，拥有 100% 相同的遗传物质。但即便基因完全相同，同卵双胞胎也在方方面面存在差异，性格大相径庭的例子比比皆是。这就打破了"基因决定论"的神话。

基因的"表观遗传学"亦从理论基础上驳斥了"基因决定论"。

基因的"表观遗传"是指，在 DNA 序列不发生改变的情

---

① Monzani B, Rijsdijk F, Harris J, et al. The structure of genetic and environmental risk factors for dimensional representations of DSM-5 obsessive-compulsive spectrum disorders[J]. JAMA Psychiatry. 2014, 71(2):182-189.

② 刘希文.自然与文化的互动在生物特性里的角色[C/OL].中部地区自然与人文互动系列议题研讨会论文集. https://www.docin.com/p-17431892.html.

况下，基因表达产生可遗传的改变，导致生物体（或细胞）产生可以观察到的性状或特征的变化。"表观遗传学"的提出者康拉德·哈尔·沃丁顿（Conrad Hal Waddington），将其命名为"Epigenetics"，意思是"基因之外"，着眼于细胞周围环境对基因表达的影响。

我们可以在生物界的各类现象中看到"表观遗传"的存在，如基因相同的蚂蚁，却发育成不同工种；蜂王和工蜂遗传物质相同，形态、职能、寿命等方面却截然不同……在我们人类身上，压力、睡眠、饮食、运动、环境、经历等都会改变基因的表达方式。

因此，我们要重视基因的重要性，也不能忽视自我系统中其它元素的重要性。

美国社会心理学家艾略特·阿伦森（Elliot Aronson）在其著作《社会性动物》（*The Social Animal*）中，曾这样写道："从隐喻的角度来说，我们的思想更像是草图，而不是白纸。经验并不是从零开始的；它对已经存在的东西加以细化，进行修正，并利用个人、文化和社会的影响来给它着色。与生俱来和后天培养相互作用，使我们成为自己。"

基因的确在自我系统中起到设定"草图"的功效，但也在和其它元素进行多元、持续、非线性的交互，从而形成流变的、多样的自我系统。

大脑元素

大脑在自我系统中拥有举足轻重的地位。

"人类大脑是已知宇宙中最复杂的物体。"

"如果我们的大脑简单到可以被理解，我们就不会聪明到足够理解它们。"

我们和大脑有着相当近，又相当远的距离。

我们每个人都拥有如此复杂、神秘、奇妙的"三磅宇宙"，它在悄无声息地调控我们的情绪、感知、思想、行为。但是，我们在日常生活中，却很少意识到自己脑中时时刻刻上演的奇迹。

在这仅重约 1.4 千克的果冻状物质中，却含有约 860亿～1000 亿个神经元，约 10^{14} 个突触，脑中的神经纤维总长约 170000 千米，可绕地球 4 周。

这些如恒河沙数般的神经细胞彼此连接，组成极其庞大、复杂的神经网络，不同脑区的神经元呈现不同的分布特征，参与调控各项能力——记忆、认知、理解、推断、学习……我们通过大脑与世界进行着极密切的信息交互——大脑支持我们对各类刺激作出反应，同时，我们时时刻刻的体验又刺激着神经元、改变着神经网络、塑造着大脑。

当然，强迫症和大脑也呈现交互影响的关系。

换句话说，失衡的大脑与强迫症互为因果——不健康的脑部状态更容易催生强迫症，而种种强迫症状又让大脑更为失衡。

许多脑区异常活动与强迫症紧密相关，我们从前额叶皮层开始一探究竟。

前额叶皮层

前额叶皮层位于大脑皮层前端，是人类大脑高级功能的关键组成部分，与计划、决策、语言、自我控制、性格表现、社交行为、信息整合、前瞻性思维等方面紧密关联。

它像是我们脑中的指挥部，让我们实施计划、完成目标，帮助我们从错误中吸取经验、教训，还能促使我们排除外在干扰，将注意力集中于重要事务。在情绪处理方面，前额叶皮层也有着出色表现，它能帮助我们控制焦虑、恐惧、愤怒、敌对等情绪，是对情绪意义理解和解释的高级机构。

假如前额叶皮层活动失衡，会让我们更容易陷入冲动、紧张、恐惧的状态中，难以集中注意力，完成日常事务。

在 30 多年的神经科学研究中，理查德·戴维森（Richard J.Davidson）教授发现前额叶皮层与情绪状态的紧密联系："人们在快乐和进取的时候，与恐惧、恶心、焦虑和逃避的时候相比，前额皮质活跃水平相差有 30 倍之多。……控制着计划、

判断等执行能力的前额皮质决定了人们的情绪调整能力是强还是弱。"①（前额皮质即前额叶皮层）

可见，前额叶皮层对我们的心理状态影响之深。

有研究表明，在前额叶皮层中，眶额皮层脑区活动与强迫症有着高度相关性。

加州大学洛杉矶分校精神病学家杰弗里·施瓦茨（Jeffrey M.Schwartz）和他的强迫症研究团队认为，强迫症是因脑部生化失衡而引发的。大脑的一些主要结构仿佛被锁住了，大脑开始不断发送错误信息，接收者却不容易确认这些信息是错误的。

通过正电子断层扫描技术，他们发现，相比起健康控制组，强迫症患者的眶额皮层区域有异常的高能量活跃状态。

"当发病的时候，眶额皮层中的新陈代谢升级，且会与尾状核、丘脑和扣带回中的活动纠结在一块儿。"

研究团队认为，正是这一"脑锁"导致"固定焦虑回路"产生，让患者难以摆脱强迫念头。②

除了前额叶皮层，与强迫症表现相关的脑区还有许多，边缘系统便是其中之一。

---

① 理查德·戴维森, 沙伦·贝格利. 大脑的情绪生活[M]. 三喵, 译. 上海: 格致出版社, 2019.

② 杰弗里·施瓦茨, 贝弗利·贝耶特. 脑锁: 如何摆脱强迫症[M]. 谢际春, 译. 北京: 中国轻工业出版社, 2008.

边缘系统

边缘系统位于大脑中心区域，在大脑皮层和皮层下结构之间，由下丘脑、海马体、杏仁核、扣带回、海马旁回等部分组成，它参与调节自主和内分泌功能，在控制与调节情绪、动机、行为、长期记忆等方面承担了重要作用。

在边缘系统中，杏仁核与扣带回和强迫症的密切关系很值得一书。

杏仁核，是呈杏仁状的脑部组织，参与控制情绪、动机、记忆等方面。它负责处理强烈、紧张的情绪，如焦虑、愤怒、恐惧。这些情绪的刺激，会让杏仁核活跃；而杏仁核常处于较高活跃水平的人，也更容易焦虑、恐惧。

研究人员发现，当强迫症患者看到会刺激强迫症状的图片时，杏仁核的反应变得十分强烈，与健康的对照组反应截然不同。[1] 这表明，杏仁核的过度活跃状态，的确与强迫症状相关。

扣带回，是位于左、右大脑半球内侧面的脑回，参与调控适应能力、合作能力、认知弹性、注意力转移等方面。其中，"注意力转移"这一能力在强迫症状中相当重要。扣带回这一脑结构也是杰弗里·施瓦茨研究团队所指"固定焦虑回路"的

[1]　Simon D, Adler N, Kaufmann C, et al. Amygdala hyperactivation during symptom provocation in obsessive-compulsive disorder and its modulation by distraction. Neuroimage Clin. 2014, 4:549-557. doi:10.1016/j.nicl.2014.03.011.

关键一环。

临床神经科学家丹尼尔·亚蒙（Daniel G.Amen）在其著作《幸福脑》（*Change Your Brain, Change Your Life*）中这样描述扣带回失衡的表现："当扣带回系统功能异常的时候，人们会执着于某件事，思维会锁定在一件事上，不断地反复思考同一个念头。他们会忧虑，并且持续、强迫性地执着于同样的想法。"

在这样的心理状态下，难以进行"自动换挡"，需要借助大脑皮层的帮助，进行"手动换挡"。

基底神经节

基底神经节是脑部深处的一系列灰质结构，主要由壳核、尾状核、苍白球、黑质、丘脑底核等部分组成，与认知、习惯学习、运动控制、本能需求等方面密切相关。

基底神经节的过度活跃容易激发不安、焦虑、恐惧等情绪，让人们更为关注事物消极的方面、出错的可能。

研究者对许多强迫症患者进行磁共振扫描，并将他们的脑部扫描结果拿来与健康人、囤积癖、精神分裂症患者的结果进行对比，发现在产生强迫症状时，强迫症患者的基底神经节脑区及其周围有异常活动。还有一些强迫症患者，经脑部磁共振成像、断层扫描，显示大脑中有不同程度的基底神经节病变，如梗塞、钙化等。患者在服用药物后,病情得到缓解。[①]

以辩证、宏观的视角看待大脑

我援引了许多脑科学家的研究成果,来论述大脑与强迫症之间的密切联系。但我并不意图通过这些研究材料,将大脑某一特定脑区与强迫症绑定,得出"一对一"的映射关系。这就是为什么我在描述各脑区部分时,会强调"相关""有关""参与"等词汇。现存的研究成果是我们用以深入了解强迫症和自我系统的"助推器",但我们应该以更为辩证、宏观的视角来看待各类研究成果。大脑与强迫症的关系是非线性的,是互为因果的,难以抛开系统而单纯强调某一脑区的影响。

我们需要明晰以下两点。

1. 大脑具有"简并性"与"多核心系统"的特性

"简并性"(Degeneracy)这一概念,在不同学科领域中,有不同指意。在脑科学领域中,它指"一种精神活动可由多种大脑模式形成",意即"多对一"。

不同的神经元组合可以形成同样的情绪,如愤怒、厌恶、恐惧等。我们难以把"情绪"和"大脑神经激活模式"一对一绑定,只讨论特定脑区活动与心理活动的关系。

[①] Ranjit C. Chacko, Michael A. Corbin, Robert G. Harper. Acquired Obsessive-Compulsive Disorder Associated With Basal Ganglia Lesions[J].The Journal of Neuropsychiatry and Clinical Neurosciences,12(2):269-272.

此外，大脑有多个核心系统，参与创造着各类情绪。"一个核心系统采用的是'一对多'原则：一个大脑区域或网络可以创建多种情绪状态。"这与传统情绪观所认为的——特定大脑区域具有特定的心理机能——相悖。[①]

我们可以在"多对一"与"一对多"的运行机制中窥见，大脑是极为复杂、灵活的系统。我们不能像切豆腐块儿一样，将强迫症简单地归因于某一脑区活动失衡。

2. 大脑始终是自我系统的一部分

要对自我保有辩证、宏观的视角，大脑的影响力毋庸置疑，但其始终是在自我系统中发挥作用，并持续地被系统中的其它因素塑造着。

美国脑科学家大卫·伊格曼（David Eagleman）形象地描述了大脑与自我的关系："神经元件不足以完全理解人类经验的另一个原因：大脑并不是决定'你是谁'的唯一生物因素。大脑与内分泌系统和免疫系统持续双向沟通，这可以被视为'广义的神经系统'。同样，广义的神经系统与影响其发展的化学环境密不可分，包括营养、含铅油漆、空气污染物等。而且，你是复杂社交网络中的一部分，每次互动都会改变你的生理状态，你的行为反过来也可以改变他人。由此，边界问题值得深思：我们应该如何定义'你'？'你'从哪里开始，在哪里结束？……

---

① 莉莎·费德曼·巴瑞特. 情绪[M]. 周芳芳, 译. 北京: 中信出版集团, 2019.

当我们谈论'大脑'和行为时，其实是对某种事物的'速写'，更广泛的社会—生物系统都会做出贡献。大脑是思维的中心，但不包含全部的思维。"[1]

因此，我们在探讨大脑与强迫症的关系时，要正视它的重要影响，但也不能将所有原因归结于脑部失衡。在自我疗愈时，应考虑到这一点，对自我系统做全面的复原。

心理元素

心理，是我们情绪、感知、思维等心理活动的集合。

心潮不止不息地在内心翻涌着，它无边无际，又捉摸不定，让人无从下手。

的确，我们没有办法追踪所有心潮，但是，我们可以将"性格"作为观察、剖析心理与强迫症关系的切入点。

强迫的症状在心理部分表现得最为鲜明，而性格则是相对稳定的心理状态特性。因此，强迫症与性格的关系更易于把握，我们便可以此为线索，剖析心理与强迫症的具体关系。

在强迫症运作的过程中，我们能够观察到许多负面性格特征。

自卑、偏执、悲观、胆小、刻板、脆弱、敏感、多疑、专

---

[1] 大卫·伊格曼. 隐藏的自我[M]. 钱静, 译. 杭州: 浙江教育出版社, 2019.

注力低、偏重细节、完美主义……往深一步说，这些性格特征，反映了心态和能力两方面的欠缺，并相互施加恶性影响，生发出更为恶劣的负面效应。

可能有人会有疑问，为什么在说到性格特征的时候，和心态、能力扯上关系了。我们要解决问题，便要透过现象看本质，许多性格表现，其内在是心态、能力的体现 —— 外向热情的人，人际交往能力强；冲动暴躁的人，心理调控能力弱；细腻缜密的人，观察、思考能力强；悲观自怨的人，拥有负面心态，总对事物产生消极认知；乐观自信的人，拥有正面心态，会更积极地看待人、事、物……

从强迫症患者的种种性格特征中，可主要总结出以下三类问题：

负面心态：自卑、悲观、胆小；

信息处理力弱：刻板、僵化、偏重细节、完美主义；

心理调控力弱：脆弱、敏感、偏执、多疑。

当然，并不是每个强迫症病友都具有以上所有性格特征。人各有异，我们可能只符合其中部分性格特征。

接下来，我们依次具体分析，这三类问题为什么与强迫症关系密切。

负面心态

负面心态，会导致我们对自我、对外界持有惯性的负面认知。

长期抱持负面的想法，会让大脑、心理、身体产生负面反应，实实在在地损害其健康。脑科学家丹尼尔·亚蒙称这些消极想法为我们自身"生态系统中的污染物"。

负面认知产生于自我，又进一步损害了自我，令其更为失衡。

它让我们对自己、对外界失去信心，引发诸多消极、悲观的设想。同时，我们又认为自己没有能力去应对这些可怕的状况，便会不由得感到焦虑、恐惧，而此二者也正是强迫症的动力。

因此，负面心态对强迫症有推波助澜的作用。

信息处理力弱

信息是指代范围很广的概念。情绪、感受、思维、语言、表情、行为、画面、温度、质感……这些被我们感知、处理的非物质对象都是信息。在本系统中，信息有内、外部之分；内部信息是自身产生的情绪、感受、思维等信息，而外部信息是外界输入的声、光、色、味等信息。

信息处理力强的人，能够很好地过滤、消化信息，对内、外部信息进行整合，得出较客观、全面的结论，让信息成为自己前进的助力。

信息处理力弱的人，很难恰当地应对内、外部信息，会对自我、对外界产生过于主观、偏执的看法，应变缓慢、僵硬，也难以吸取他人的意见来发展自身。由于信息处理力弱，便让许多处理失当、难以消化的信息渐渐堆积起来，成为自我的毒素。当所处境况变得复杂时，便像内存不足的系统一样，面临崩溃。

不少强迫症病友便有着这样的问题：

对各类信息过于敏感，一些微小的细节也会咀嚼再三，容易受外界信息的负面影响，他人简单的一句话、一个眼神就能让自己左思右想，又难以应对心中此起彼伏的负面情绪、思潮。长此以往，心灵被折磨得脆弱不堪，困于焦虑、恐惧的阴影中，埋下了强迫症爆发的隐患。

另外，我想在此处匀些笔墨，谈谈对"完美主义"的看法。

在我看来，它既可以是正面性格特征，也可以是负面性格特征，要分情况讨论。如果完美主义只是出于精益求精的自我要求，并不损害个人的身心健康，那么，我认同也尊重这一精神。

被誉为日本"经营之圣"的京瓷创建者稻盛和夫先生，就将"完美"视为自己的目标，致力于创造出让人"不禁产生不忍用手去碰的敬畏之心"的瓷品。他如此诉说自己的信念："我把这样的产品称为'会划破手的'崭新的产品。太好看了，太完美了，用手摸它、触碰它，手甚至会被划破！制造如此完满无缺的产品，就是我的目标！"①

对他来说，完美主义是必需品："要确信自己一定要做到'已经最好，好得不能再好了'。为了把产品做到这样的程度而不惜一切努力——这种'完美主义'，是企望登上'创造'这座高山山顶的人们无论如何必须具备的理念。"

正是这样的完美主义，让他创就了事业传奇。

而当我把完美主义归类于负面性格特征时，是建立在这一性格特点已造成身心问题的基础上。因此，我们要辩证地、灵活地看待这一性格特征。

心理调控力弱

有几种性格特征被划分在这一大类：脆弱、敏感、偏执、多疑。

以上这些特征，其实从性格的不同位面，体现了"心理调控力弱"的症结。

正因为心理调控力弱，心理的防护、恢复力欠缺，内心便

---

① 稻盛和夫. 干法[M]. 曹岫云, 译. 北京: 机械工业出版社, 2015.

容易脆弱、敏感；这同一症结，亦会使心理长期处于失衡状态，便容易偏执、多疑。

脆弱、敏感的内心，在内、外部潮流中，容易被各类冲突所伤害，使得自我系统更为失序；偏执、多疑的性格，也会大量地吸收负面信息，使内部世界灰暗可怖、自我系统不堪重负。这些隐患，都会催生大量的焦虑、恐惧，使强迫症产生的可能性提高。

以上，我们捋清了心理元素的这三类问题与强迫症的关系，也明白了它们是如何造就强迫症滋生的温床。

接下来，我们再看看身体、体验元素与强迫症的深层关系。

身体元素

身体，在本系统中，指人体中除大脑以外的生理组织，它使人体内各类复杂的生命活动得以正常运行。

身体对心理的影响力不可谓不大，仅一个姿势的变化就能改变情绪。

1993 年，心理学家萨宾·斯蒂普（Sabine Stepper）和弗利茨·斯特拉克（Fritz Strack）报告了一项实验，实验中的被试者在不同身体姿势下完成任务。结果显示，任务成功后，保持腰背挺直比躬身驼背更能体验到高涨、自豪的情绪。[①]

　　丹娜·卡尼（Dana R. Carney）、艾米·卡迪（Amy J.C. Cuddy）、安迪·叶普（Andy J. Yap）等心理学家于 2010 年发表的研究成果显示，特定姿势的变化会引起神经内分泌与行为的变化。使用高权力感姿势者睾丸素分泌增加、皮质醇降低，感觉自己更富力量、更能抵抗风险；而使用低权力感姿势者的体验恰恰相反。单纯地采用不同的姿势，却能引发心理、生理、行为上的改变。[②]

　　除了姿势之外，身体的其它变化也会在心理上留下印迹。

　　走动可以帮助思考，做手势可以解放脑力，面部表情会影响情绪感受，感觉温暖时更容易相信他人……[③] 在自我系统中，生理状态和心理状态是双向联系的，生理变化会影响心理状态，反之亦然。这种身心联系被学界称为"具身认知"（Embodied Cognition）。

　　在《情绪》（*How Emotions Are Made*）一书中，美国心理科学协会主席莉莎·费德曼·巴瑞特（Lisa Feldman Barrettt）这样描述身体与心理的联系："每当你吃水蜜桃或者薯片时，你不仅

①　Stepper, S., & Strack, F.. Proprioceptive determinants of emotional and nonemotional feelings[J]. Journal of Personality and Social Psychology, 1993, 64(2), 211–220.

②　Dana R. Carney, Amy J.C. Cuddy, Andy J. Yap.Power Posing: Brief Nonverbal Displays Affect Neuroendocrine Levels and Risk Tolerance [J]. Psychological Science, 2010, vol21（10）：1363-1368.

③　西恩·贝洛克. 具身认知[M]. 李盼，译. 北京: 机械工业出版社, 2016.

是在补充能量，在那一刻，你还会体验到愉快、不愉快或者介乎两者之间的一种感受。洗澡不仅可以让你抵御疾病，还能让你享受到温暖的水流经你的皮肤带来的舒适感……在你的身心之间有一个特殊的连接。每当你的身体发出一个动作、消耗身体预算时，你的心理同时也会利用概念有所行动。"

从以上种种陈述中，我们应已愈发意识到，身体与心理的密切关系。

现在，我们做个小实验，立时体会身体的影响力。

先让身体紧绷起来，肩膀耸起收紧，急促地呼吸，持续一段时间。然后，让身体放松，肩膀下沉舒展，进行深缓的呼吸，同样持续一段时间。

在这两种身体状态下，我们的心理感受有鲜明的差异。处于第一种状态下的我们，往往立时感到烦闷、急躁，而调适到第二种状态时，便舒适愉悦多了。（事实上，第一种状态往往是强迫症病友们在受焦虑、恐惧所苦时的状态）

试想，单单是一时的体态、呼吸变化，就能给心理造成鲜明的影响，更何况我们积累了许多年的身体习惯。

我们的身体状态，在持续地塑造着我们的基因、大脑、心理、体验。

不幸的是，身处无序的自我系统中，我们往往疏于对身体的照顾、管理，而机体的不良运作又会引发各方面的问题。身体于无声处释放着它的力量，一边受着负面影响，一边将负面影响扩散到自我系统其它元素中，推进着恶性循环，并在一点一滴间，形成强迫症生长的恶土。

幸运的是，我们的身体也将在强迫症自我疗愈时，承担重要的角色。在本书的疗愈系统中，我们将通过改变身体状态，来舒缓情绪、清理思潮，推动强迫症疗愈进程，寻回自我系统的内在平衡。

体验元素

体验，是自我系统中极重要的一环，也是强迫症从孕育到爆发的关键因素。

在前文中，我们已探讨了自我系统内基因、大脑、心理、身体四元素与强迫症的关系，而我们一生中的每一次体验，都在塑造着心理、大脑、身体甚至基因，从而参与营造对强迫症有利／不利的自我系统。

只要我们尚存活于这一世界，我们就在不停息地体验着。

衣、食、住、行、学习、事业、人际关系是体验，感受、思考、呼吸、人体循环系统运行也是体验，我们的生活就是一刻不停的体验，这所有的体验，又对基因、大脑、心理、身体施加着影响。

当我们尚在母亲的子宫内时，体验已然开始。我们浸润于羊水中，吸收着其中的养分，时不时吸吮着手指，活动着逐渐成形的四肢。出生以后，我们被一层层人、事、物包围着，由他人告知我们，这是什么、那是什么、什么是好、什么是坏、我们是什么、需要做什么……我们所身处的文化、政治、经济环境，所处的人际关系网，所经历的种种事件，都在塑造着我们的自我系统。

我们吸收、杂糅、消化各类物质、信息、能量，形成对内、对外的认知，自我系统变化着，并指导我们感受、思考、行动，输出物质、信息、能量，达成一轮轮的交互。

这周而复始的交互，也形成了我们的人生轨迹。

但这样的交互，很有可能是负向循环。

这个世界远远没有发展到对新手友好的程度。世界尚存太多偏见、歧视、欺骗、仇恨，又太过重视物质而轻视精神。我们身处的时代被功利主义、消费主义、物质主义等偏狭价值观充塞，而初初来到这个世界的我们，又面临着"去自我化"的考验，自我意识往往缺失、难产、淡薄……我们是被动的、无助的，在种种结构体系中被量化、被排名、被管束、被驱使，但我们并不知道如何应对错综复杂的世界，如何应对不知所措的自己。

在紊乱而缺乏防御能力、应变能力的自我系统中，体验者手足无措——外界的指令、标准、要求相互缠绕，他人的语言、行为、评价搅作一团，自我内部亦不止不息地碰撞冲突着。一件事叠着另一件，一个念头接着另一个，自我在体验的激流中，变得紧绷、脆弱而疲乏，一切都开始黯淡、无望、混乱起来，内部、外部危机逐渐逼近。

强迫症就是其中的一类危机。

无序、混乱的自我系统，让我们居住在灰暗、狭窄、可怖的内部世界中。这个世界总是聚焦于"暗"的一面，总是穷尽"坏"的可能性；我们总在担惊受怕，总觉孤立无援。广阔的世界异化为深渊上的钢索，只要走错一步，就会万劫不复。

我太能明白这种感受，我就在这样的世界里住了十年。

朋友们，这天地实是一如既往的广阔、可爱，一切都焕发着生机、活力与希望，我们尚有无数的可能性。体验可以选择，伤痛可以痊愈，自我可以重建，世界可重现光明。

继续读下去，奇迹便会出现。

在上文中，我们梳理了强迫症根源——自我系统的五元素，以及它们与强迫症的关系。

前文的论述，并不意味着所有病友都具有以上所说的各色问题，只是意在表明，自我系统是一个完整的"体"，系统中的所有元素，都参与构筑了强迫症诞生的环境。强迫症并不是凭空产生，而是在这一有机体中逐渐"生长"而成。

自我是强迫症的根源，感觉是一句"正确的废话"。

但仔细分析其根源与构成，正是奠定我们前进方向的基石。强迫症的根源，不是单个点的问题，而是一个系统性的问题。因此，为彻底治愈强迫症，为未来的美好愿景，为一个崭新的世界，我们需要构建优质自我系统。

当然，在思维旋涡中，在内部世界的一片混乱中，要将一切清理干净并重建新天地，不是一件容易的事。在向源头行进之前，我们先要了解强迫症的形成、运行模式。把迷宫的构造了解清楚，才能从迷宫中走出来。

强迫症的形成模式

——元恐惧转化三阶段

恐惧，这一情绪在身上激发的反应，我们已十分熟悉。

小时候，第一次听雷鸣、走夜路、读鬼故事，我们都会害怕，但这些恐惧并不会引发剧烈的连锁反应，而是会慢慢消退。

但"元恐惧"并不会消退，它会"卡带"，在内心反复播放，被思绪强化，又推动着思绪相互纠缠。这就是元恐惧与其它恐惧情绪的不同之处。

元恐惧是在紊乱的自我系统中诞生的。

与强迫症关联的遗传基因、失衡的大脑、脆弱偏狭的心理、紧绷僵硬的身体、痛苦灰暗的体验……这些都会参与构筑出一个将特定恐惧放大，使其震荡起无尽回音的可怖空间。在这样的空间里，恐惧没有得到妥善的处理，被异化为推动思维循环的原动力。

让我们仔细看看，元恐惧是怎样一步一步浮现的。

在强迫症形成的进程中，一共经历了以下三阶段。

1. 恐惧激活（隐性恐惧→显性恐惧）

2. 恐惧值高于恐惧耐受度（显性恐惧）

3. 恐惧应对失衡（显性恐惧→元恐惧）

阶段一：恐惧激活（隐性恐惧→显性恐惧）

我们的恐惧对象，与"认知""认同""本能"紧紧关联着，有先天、后天之分。有些恐惧，是与生俱来的，如"怕蛇""晕血""恐高"；有些恐惧，是后天形成的，如对"渎神""病菌""吞咽口水"的恐惧。

在此有必要陈述一下，溯源系统中"认知"与"认同"的定义。

认知是"理性认知"，是对内、外部信息的吸收、处理、整合的产物；认同是"感性认同"，是对感知对象的认可、赞同、亲近。当我们面对各类人、事、物时，既在理性地认知其细节、特征、动向，也在暗暗地织就内心的感性认识。

认知与认同不一定同步，比如"酗酒"，有的人虽然在理性认知中，清楚地明白其危害，却戒不掉对酒精的狂热。不过，认知与认同也一刻不停地相互影响着，认知的丰富会带动认同的更新，认同的流变也会引导认知的变换。当我们对某一感知对象的认知越来越丰富，认同也越来越深入时，我们的情绪、思维、行动也在发生着变化，这变化可能是良性的，也可能是恶性的。良性的变化，能让我们拥有更为健康的情绪、思维、行动模式，而恶性的变化，会让情绪、思维、行动被扰乱、异化。

在一天天的生活中，随着自我系统的流变，认知、认同的变化，恐惧的对象也在发生着变化——原先害怕的，如今也许不再害怕；原先不怕的，如今也许极为惧怕。

此外，在这些恐惧的背后，可能还含有更深一层的恐惧。

比如在害怕"渎神"的背后，是害怕自己受惩罚、家人受牵连；在害怕"病菌"的背后，是害怕病痛、死亡；在害怕"口水吞咽"的背后，是害怕他人的侧目、嘲笑……

但不论我们恐惧的对象是什么，又怎样层层联系，在健康的状态时，它们并不会对我们狂轰滥炸。我们可以和自己的恐惧和平共处，这是为什么？

这是因为，此时的恐惧尚呈"隐性"状态，尚未被"激活"。

我们来逐一看看这些新鲜概念。

隐性恐惧：呈现隐蔽状态，暂不对人产生任何刺激的恐惧形式。

显性恐惧：呈现活跃状态，引起紧张、焦虑、不安的恐惧形式。

恐惧激活：由隐性恐惧转化为显性恐惧的过程。

恐惧值：恐惧的程度。

恐惧激活阈值：由隐性恐惧状态转化为显性恐惧状态所需要的恐惧最低值。

恐惧是一直存在的情绪形式，但它在大部分时候都是隐蔽的，只有在一定情况下才会被激活。一旦恐惧值高于恐惧激活阈值，激活了恐惧，就会引发情绪、思维的强烈动荡，使人紧张、焦虑、不安。此时，"隐性恐惧"转化为"显性恐惧"。

举些生活中的例子，加深理解。

我们大都惧怕天灾人祸，但平时很少为其担忧。这些恐惧虽存于我们心中，但在日常生活时，就如同休眠期的火山，虽则存在，但并不引起动荡。这一状态下的恐惧就是"隐性恐惧"。

但当我们可能要面临灾祸，或是灾祸已然发生时，我们的恐惧值往往会迅速攀升，直至超过恐惧激活阈值，使恐惧被激活，隐性恐惧变为显性恐惧。

恐惧的激活有两种形式："触发恐惧"和"发掘恐惧"。

触发恐惧：面临危机时，恐惧值攀升，超过恐惧激活阈值。

当我们安稳地在飞机上休息，等待到达目的地时，大部分人的恐惧是隐蔽的。但如果此时"哐"的一声巨响，机身剧烈摇晃，危机就会触发恐惧，让人们产生各式各样的身心反应。这便是触发恐惧的例子。

发掘恐惧：尚未面临危机时，通过预想，使恐惧值攀升，超过恐惧激活阈值。

还是拿坐飞机为例。和上文不同，这次飞机一直平稳地前行，但即便如此，部分乘客脑中仍会产生坠机、爆炸的鲜活想象，平白让自己惊惧不已。这便是发掘恐惧的例子。

在大多数情况下，强迫症患者都是因"发掘恐惧"而使恐惧被激活，但也有在危机产生后，恐惧逐步升级，导致强迫症状的情形。比如真正得了病，在病症本身危机和自身过分联想的双重袭击下，使恐惧爆发。

在此要强调的是，即便恐惧被激活了，也不一定会产生强迫症。"恐惧激活"是"元恐惧形成"的必要不充分条件，要再经过第二、三阶段，普通恐惧才会转化为元恐惧。

阶段二：恐惧值高于恐惧耐受度（显性恐惧）

什么是恐惧的耐受度？

乍听又是一个新名词，但却是我们生活的常态。

人各有不同，有人"胆大泼天"，亦有人"杞人忧天"。

其实，不论胆大胆小，除去极特殊情况外（如大脑杏仁核被破坏），人人都会恐惧，只是每个人对恐惧的耐受度各不相同。

恐惧耐受度，就是人所能平稳承受恐惧的限度。

部分读者可能在想，这是不是和恐惧激活阈值有点相似？

但这是不同的两个概念，也处于不同的阶段。

举个例子：当我们走在悬崖绝壁旁的栈道上时，栈道窄至仅容二足宽，我们只能贴着崖壁挪步前行。假如不小心，随时都会掉下去。这时候，我们的恐惧皆被激活了，每个走在栈道上的人，都会更加小心地平衡自己，以免坠入悬崖，陨身糜骨。

虽然每个人的恐惧都被激活了，但身处其中的人们，反应却各不相同。

恐惧耐受度高于这一恐惧值的人，能够在更为平和的状态下面对危机。虽然紧张、害怕，但他们不会慌乱，能将身心维持在较稳定状态。而恐惧耐受度相对更低的人，看着千丈之下深不见底的黑暗，大有可能腿脚发软、冷汗涔涔。

拿高空跑酷者和恐高者作对比。前者明白，在高处进行极限运动时，有死亡的可能性，恐惧也会被激活，但他们的恐惧耐受度比常人要高，能平稳地应对显性恐惧。而对一些恐高者来说，甚至看到在高处拍的照片、视频都会心慌气短。假设这两类人同在悬崖栈道上，恐高者也许一步都动不了，甚至会眩晕失去平衡，但高空跑酷者却大有可能稳稳地走过栈道。

这就是恐惧耐受度不同所带来的差异。

在元恐惧形成的第二阶段，恐惧已被激活，恐惧值又超过了恐惧耐受度，身心状态急剧地动荡着。呼吸急促、心跳过速、思维震荡、情绪崩裂，我们被极强烈的恐惧攥紧，无法平稳应对事态，一切朝着不可控的方向发展。

但此时，恐惧尚停留在显性恐惧状态，并未转化为元恐惧。因为，元恐惧的引爆与否，还在于是否满足第三个条件——恐惧应对失衡。

阶段三：恐惧应对失衡（显性恐惧→元恐惧）

在心理健康者的内部世界中，恐惧虽然也会出现，但只像天空中偶然飘过的乌云，阴影并不会停留太久。在这样的自我系统内，负面情绪并不会累积，认知也不会被过度扭曲，一切都在和缓地流动着。

强迫症病友的内部世界，就逼仄、灰暗许多。

在这样的自我系统中的人们，对某一对象的恐惧过于强烈，以至于无法单纯用道理来说服自己。一旦恐惧到达一定程度，就会有无数支持引念的猜想、假设出现，让内心持续争辩。

这并不是我们希望引念中的状况出现，恰恰是我们太过于害怕它出现，因此连一点状况发生的可能性都无法忽视。

这样失衡的应对方式，最终使元恐惧爆发。

我们看看两种不同的应对方式所导致的不同结果。

假设 A 和 B 的恐惧皆已被激活，且都超过各自的恐惧耐受度。

此时，A 通过各类调适方法，成功地使恐惧值降到耐受度以下，而后转为隐性恐惧状态，身、心皆回复平稳。恐惧不再引起波澜，他继续日常生活。

B 也尝试应对恐惧，但是，B 和 A 的自我系统不同，内部世界不同，应对方式也全然不同。他全副身心都专注于恐惧中，恐惧被放大，恐惧之外的事物被压缩。别人眼中的小麻烦，在 B 眼中却异化成了庞然巨物。在惧意的驱使下，他一味地对抗不断涌现的想法，企图让恐惧败下阵来。正因为过于恐惧，他抗拒着思绪，而这极力的抗拒，又令思绪变得更为活跃，肆意奔驰。恐惧并没有回到隐蔽状态，反而被极度强化，让内心缠斗更为激烈。

在恐惧的推动下，思维相互辩驳着，思绪反抗思绪，又被思绪反抗，再反抗思绪……当 B 想要将一切停止时，思绪已卷入了引念与反引念的旋涡，强迫的思维圆环已然形成，把内部世界碾得粉碎。

此时，他完全丧失了对自我的控制，成为惧意的奴隶——恐惧转化为元恐惧，环状思维出现，强迫症爆发。

错误的应对方式，是促使环状思维形成的致命一击，也是恐惧转化为元恐惧的最终环节。元恐惧和环状思维在同一刻形成，错误的恐惧应对方式催生了环状思维，环状思维的产生，亦标志着恐惧正式转化为元恐惧。

恰在此时，强迫症形成模式和运行模式的齿轮嵌合在一起，在元恐惧形成的瞬间，环状思维高速运转，进入强迫症运行阶段。

强迫症运行模式

——强迫恶化三阶段

在强迫症运行模式中，也存在三阶段。

这三阶段是：

1. 强迫思维

2. 强迫固化

3. 强迫泛化

随着步步进阶，病情逐层恶化。具体处于哪一阶段因人而异，有的人仅止步于第一阶段，有的人停留在第二阶段，有的人已发展至第三阶段。

阶段一：强迫思维

在紊乱的自我系统中，恐惧一步步升级，从隐性恐惧到显性恐惧，最终转化为元恐惧。此时，强迫思维同步形成，强迫圆环高速运转，强迫症轰然爆发。

强迫症运行模式进入第一阶段。

在这一阶段，环状思维持续循环，引念与反引念来回出现，相互抗争。在焦虑、元恐惧、环状思维三者的协同影响下，我们的情绪、感官、思维控制力被削弱，处于极混乱、无助、失控状态。我们被元恐惧追赶着，卷入心理旋涡中，难以逃脱。

焦虑随着恐惧产生，并存在于强迫症形成与运行的每一阶段。

它带来心理与生理的双重负面影响，让我们心跳加快、呼吸急促，损害情绪、感官、思维控制力。这种种负面影响，又会削弱我们对强迫症状的抵御能力，放大恐惧、强化环状思维。在强迫思维浮现后，焦虑就是强迫圆环运转的润滑油，为病状"火上浇油"。

此时，强迫行为也可能随之出现。

从本质上说，强迫行为是"反引念"在行为上的体现。因为"引念"过于可怖，便通过反抗、安抚行为来抗拒引念，试图将念头、恐惧打消。如"洗手强迫症"中，以"反复洗手"这一行为，安抚"染病"的引念；又如通过"自扇耳光"这一行为，抵抗"渎神"的引念。由于元恐惧并未消散、环状思维持续运转，强迫行为亦可能一再重复，给日常生活带来极大不便。

在这一阶段，自我的方方面面产生极剧烈的变化，在焦虑、元恐惧的侵袭下，思维反复循环、情绪濒临崩溃、行为难以自控，我们处于极度痛苦中。

阶段二：强迫固化

假如在第一阶段，我们迟迟未找到合适的应对方法，元恐惧长期存在，环状思维持续转动，便会进入第二阶段——强迫固化。

在这一阶段，病况进一步恶化，康复难度加大。

这是因为，强迫症病发时还具有三大破坏力。

1. 形成惯性，难以遏止

在引念与反引念的反复循环中，思维能力被削弱，原有思维模式被破坏，环状思维形成惯性，愈益固化。在如此强烈的思维惯性下，更加难以脱身，复原之路举步维艰。

2. 削弱情绪、感官、思维控制力

在前文曾强调过，焦虑、元恐惧、环状思维会大大挫伤我们的情绪、感官、思维控制力，从而削弱我们对强迫症的抵御力。形象地说，这三者破坏了阻挡思维圆环前进的路障，使其更畅行无阻。

3. 损伤大脑

长期患强迫症还会让大脑结构发生变化。研究表明，强迫症患者部分脑灰质和脑白质结构均存在不同程度的损害，这也对病况施加了负面影响。[①] 但值得欣慰的是，这种变化是可逆的，大脑具有可塑性，我们也会借由以后的训练使大脑重焕活力。

强迫症状的固化，让我们的情绪、感官、思维、行为、身体乃至方方面面，像被强迫症"模具再造"了一般。种种变化如此深刻且彻底，我们甚至难以回忆起健康时的感受，在强迫泥潭中越陷越深，复原的难度越来越大。

阶段三: 强迫泛化

当我们在第二阶段受尽折磨，对强迫症深恶痛绝之时，新的元恐惧往往就此浮现。

随着强迫症施加的痛苦与日俱增，我们对环状思维的恐惧感也日益增强。一旦哪天，某类想法爬上心头："我已经控制不了自己思考这件事了，万一我再控制不了自己想 / 做那件事……就糟了。"

这类想法，容易让失控的病友们恐惧激增、应对失衡，从而催生新的元恐惧 ——对"环状思维"的元恐惧。

---

① Gan J, Zhong M, Fan J, et al. Abnormal white matter structural connectivity in adults with obsessive-compulsive disorder. Transl Psychiatry. 2017, 7(3):e1062.

Kim JJ, Lee MC, Kim J, et al. Grey matter abnormalities in obsessive-compulsive disorder: statistical parametric mapping of segmented magnetic resonance images. Br J Psychiatry. 2001, 179:330-4.

在这一元恐惧浮现时，我们进入了第三阶段，强迫泛化。

思维的"反弹效应"使然，强迫症是越怕什么越来什么。假如，我们开始害怕环状思维本身呢？那便会推动产生更多的环状思维。就这样，"我不想重复地想 / 做某件事"这一念头，成为了诅咒，被"反弹"施加在更多的对象上。

这新一重元恐惧会催生强迫泛化，使强迫对象增多、强迫范围扩大。

在强迫泛化的侵袭下，我们还可能产生对"强迫泛化"的元恐惧，这同样会导致强迫泛化进一步加剧。

在强迫症运行的第三阶段，强迫泛化让元恐惧数目增加，环状思维由一个泛化至多个，使强迫症的破坏力和持久力倍增。（在具体情况中，可能是新的环状思维替代了旧的环状思维，也可能是多种环状思维穿插并存）

以上便是强迫症运行模式的三阶段。

在强迫症运行的同时，元恐惧也有多重发展模式。但在读者初接触各概念、阶段时，如汲取过大信息量，难免会混淆、困惑，故在此先不展开讲解。这并不妨碍我们对模式的掌握，此内容会在第八章"应对元恐惧"阶段，进行详细阐述。

接下来，我以 A 的故事作为例子，帮助朋友们加深对强迫症运行模式的理解。

A 的故事

阶段一：强迫思维

A 是信奉神灵的虔诚教徒，她不愿做任何亵渎神灵的事，她深信这会让自己和家人受到惩罚。在她心中，对渎神行为及其损害有着根深蒂固的恐惧。

对渎神行径的怖惧，便是触发其环状思维的元恐惧。

有一天，她心中突然闪现一个念头："如果我在心中咒骂神，会被惩罚吗？"这念头一成形，她便慌忙阻止自己继续想下去，但这么一阻止时，她的内心立即涌现出对神的辱骂念头。（引念出现）

她全身紧绷起来，内心惶恐焦灼，希望能尽快消灭这些不堪的念头。她极力压制脑中奔逃的诅咒话语："停止！这不是我真实的想法！"（反引念出现）

但越是反抗，渎神的想法便越是印在脑中，挥之不去。

她又对自己说："没事的，这些念头很快会消失……""神是宽宏的，祂不会因这件事惩罚我。"这些具安抚性质的反引念一遍遍地在脑中重复，企图让 A 平静下来。

安抚思维对不少人是有正面效果的，但对绝不容许自己产生渎神念头的 A 来说，安抚思维产生了反效果。

首先，它强化了引念在脑中的存在；其次，它招致了许多负面的猜想："假如这些自我安慰都不奏效，那会有什么厄运降临在我和家人身上？如果后果严重得无法挽回呢……"

面对种种疑问，A 试图再使用反引念解决问题，但又不由得催生出更多的渎神念头……在元恐惧的推动下，这些慌乱中衍生的思维碎片形成了相互抗争的循环。外界逐渐模糊、黯淡，只剩下焦虑、恐慌、疾速奔驰的思绪，她成了强迫思维的傀儡。

阶段二：强迫固化

过了几天，在引念与反引念的无间断急速循环中，A 脑内各种渎神的念头不仅没有被驱散，反而越来越深地印刻在脑海中，并一遍遍被重演、发展、强化着。（虽具体内容不同，但皆指向同一个引念核心：渎神）

此时，环状思维已经固化，形成了顽固的惯性。

她的全副身心都被异化的思维模式占据着，整个人完完全全变了样。家人、朋友关心她，问她发生了什么，她却连说都说不出口。因为她不想通过语言，将自己心里那些"丑恶"的念头再一次表达，那会在心里激起更高的惊涛骇浪。

祈求和咒骂以极快的速度在脑中穿插，她却什么都做不了，只能任由思维高速转动，吞没一切。

阶段三：强迫泛化

经过几个月和渎神思维的斗争后，A的生活被搅得一团糟。环状思维摧毁了她的精神意志，在其无休止的轰炸下，她越来越惧怕思维循环。

某天早上，她突然在恐惧中想到："假如这思维的循环出现在其它的奇怪念头上，又该怎么办？"不想倒好，念头一闪，又是狂风骤雨。脑中止不住地冒出各类血腥的画面，仍然是越抗拒越强烈、越打压越肆虐。

新一重元恐惧由此诞生，推动着新的环状思维高速转动。

她的强迫症状进一步恶化，强迫泛化产生。

再往后，她的泛化情况越来越严重，各种概念、事物、行动都被"强迫化"，她的思维支离破碎、行动反复无常，丧失了生活自理能力。

据此，我们可以看到，强迫症是如何束缚人的精神、啮噬人的灵魂、剥夺人的自我控制力，使人成为恐惧的奴隶。接下来，我们稍微探讨在溯源疗法中，对"强迫行为"与"强迫泛化"的理解。

强迫行为、强迫泛化的迷思

"强迫行为"和"强迫思维"均被列为强迫症的主要临床表现。但在本疗法中，却并没有强调强迫行为。

前文曾提到过，强迫行为是反引念在行为上的体现，是对引念、元恐惧的反抗、安抚行为。

害怕没有锁门的人，会一遍遍地查看门锁，有时走到半路也会回去确认，这反反复复的查看行为，是为了消除"没锁门"这一念头所带来的焦虑与恐惧。频繁洗手、强迫计数、强迫仪式等强迫行为的背后，同样是引念、元恐惧在作祟。

形象地说，元恐惧、强迫思维是实体，强迫行为是影子，实体消失，影子便会消散。当元恐惧、强迫思维消失时，强迫行为亦会自然而然地消失；但强迫行为消失却不能让元恐惧、强迫思维停止。

因此，我们无需仅就强迫行为而单独讨论、分开治疗，那会让治疗舍本逐末，徒劳地浪费时间。

同样地，强迫泛化在本疗法中也不会被过分强调，因为强迫泛化也是元恐惧与强迫思维的"衍生物"。如果知道如何克服元恐惧、强迫思维，强迫泛化亦会不药而愈。

现在，我们已经了解强迫症的根源、形成、运行模式，整个迷宫的架构已呈现出来。我们可以看到，要走出这座强迫迷宫，需费不少周折。

首先，思维的反弹效应，让我们难以挣脱思维惯性；其次，强迫症整体结构较复杂，让我们难以厘清头绪；再次，强迫症削弱了我们对情绪、感官、思维的控制力，让恢复之路倍加艰难；最后，强迫症根源是失衡的自我系统，需要我们全面地复健。

强迫症是系统性问题，不能头痛医头，脚痛医脚；强迫症又是技术性问题，设有重重机关，假若应对不到位，便会使情况恶化。因此，在自我疗愈的过程中，要立足于强迫症的根源、形成、运行模式，用柔和、有序、具体、系统、灵活的方式来解决问题。

这便是溯源疗法。

第三章

溯源疗法的目标、计划、理念

溯源疗法目标

步入这一章，我们已对强迫症环形模式有较深入了解，已将迷宫的架构摸清。接下来，该明晰离开迷宫的路线了。

要确立路线，首先要设定目的地，亦即疗法目标。

要明确目的地，需从"溯源疗法"这一名字说起。

之所以命名为"溯源疗法"，有双重含义。

第一重指，治疗病症的方式 ——由外而内，向根源进发。

在元恐惧推动下，环状思维不停转动，催生大量焦虑，焦虑又使圆环运动加速。随着强迫的固化、泛化，圆环运转速度愈发快、势头愈发强。此时，若我们试图从正面拦截，无异于"以卵击石"。

那么该如何阻止圆环转动？

先易后难，由表及里。

首先，削弱环状思维催动力，逐步提升对圆环的阻力，让圆环前行速度逐渐减慢；随后，跳转思维轨道，解决环状思维；此后，解决原动力元恐惧；在清除所有障碍之后，构建优质自我系统，全面复健，防患于未然。

第二重指，寻求幸福的方式 —— 由内而外，从根源扩展。

从根源构建优质自我系统，达成自我保护、高效发展的双层效用，并保持自我、内境、外境动态平衡，最终进入和合、平衡、满足的理想状态。

因此，"溯源"是一个由外而内，再由内而外的过程。

疗法的目标，旅途的目的地，便是我们的"根源"——自我系统。

溯源疗法计划

本疗法包含六重微观阶段、三重宏观阶段。

微观阶段与宏观阶段，其实是同时行进的，我们可以将其看作"自我发展结构体"的两条脉络，微观阶段是立足于"自我疗愈"的发展脉络，宏观阶段是立足于"自我优化"的发展脉络。

疗法每上升一个阶段，便会运用、整合、内化前面阶段所得，进入新的境界。

请看微观阶段与宏观阶段的内容、功效示意图，形成对疗法思路的整体认知。

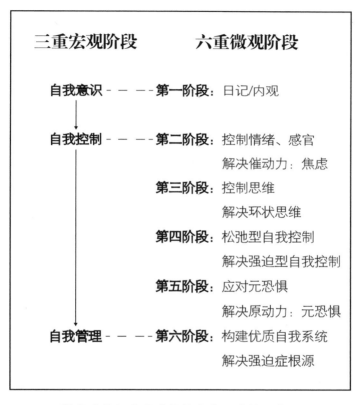

微观阶段与宏观阶段的内容、功效示意图

　　为了确保疗法的清晰性、可行性，每个阶段都分为"训练意义""训练内容""我的故事"三大部分。读者们可通过这三部分的阅读，对强迫症自我疗愈产生理性且感性、抽象且具象的认识，从而更好地吸收信息，为己所用。

"我的故事"并非线性地从病发叙述到康复，而是抽取生命中的数个位面，立体地讲述同一个"我"，就像用不同面的扇形积木搭成一个球体。每章叙述线索会扣合每个阶段的主题，让朋友们更深入、切实地理解各阶段的"理""术""道"，触摸其生长的前因后果。

溯源疗法理念

溯源疗法有五理念 —— 柔和、有序、具体、系统、灵活。

柔和

我是在一片黑暗中从无到有地探索出这一系统的，也由此深切地体会到，循序渐进的治疗方式对患者的重要性。

如果给病友硬生生上猛药，不麻醉不疏导，全凭自己消化，不仅效果难以把握，还易出现心理崩溃等反效果。这样的设计不够人性化，成效也值得商榷。

因此，我认为，疗愈强迫症不能以猛药急攻，而要关注我们的身心状态，安全、温和地进行治疗。

这一认知便渗透入溯源疗法的设计中了，疗法注重趣味性、可行性，力图让病友在较愉悦、平和的状态下进行自我疗愈。

有序

治疗方法的顺序很重要。

不考虑顺序，从一开始就往最核心着手，就像让未经训练的小学生直接做大学习题一般欠妥。

就环形模式来说，要让圆环暂停，先要让其减速才能减少伤害；要调整自我，也先要将内心乱象清理，才好调适状态。治疗进程由易到难，由外部到核心，逐渐深入，既能照顾到身心感受，也提升了疗法的可行性。

此外，本疗法的有序性，还体现在其"升级系统"。

从最必要也简单的技能开始学习，早期所熟悉的技能会在后期阶段综合地加以使用，以解决问题。"层层升级，步步优化"是本疗法颇具趣味性的体现，也更进一步地，在理论、实践上体现了疗法的有序性。

具体

在疗法中，"理论"若缺乏"方法"的有力支撑，便是纸上空谈。

可以拿疗法与交通指南做个形象的对比。

在无经验的状态下疗愈强迫症，就像身无一物地在异国游荡。我们知道，前往大使馆能得到帮助，但要如何行动、选择何种路线？如果缺少具体的指导，晕头转向的异乡人就难以到达目的地。此时，若我们手上有本交通指南，跟着一步一步前进，便不会迷失方向。

疗法应是像这样的一本交通指南，细致而具体。

考虑到这一点，溯源疗法将每一阶段的步骤细分，并提供许多详细方法。

此举并不意欲给读者负担感，而是为了提供更大的自由度，望病友在能接受的范围内，更灵活地进行自我治疗。

系统

如果自我治疗时只解决部分问题，是不能让我们回到常轨的。

我们的目标不仅在于治愈病症，还要让病友恢复健康、获得幸福。假如强迫症状消失了，但内心不安的种子一直在，自我一直处于动荡、失衡的状态，这一根源仍会掀起风浪，造成各类身心问题，甚至让强迫症复发。

因此，溯源疗法要构建一套全面的疗愈体系，将强迫症带来的负面影响尽皆消解，以期全方位地复原，由点到线，到面，再到体，最终形成优质自我系统，创造崭新的内部世界。

灵活

疗愈，不是把自己塞进一个框架里，而是吸收养分后的生长。

溯源疗法提供了原理、方法、系统，但朋友们务必要灵活地进行自我疗愈。如果在实践时，将每个步骤盯得死死的，没有完成就自我责难，便又把自己困住了。

我们是要"活"出去，而不是刚从一个迷宫逃脱，又陷入另一个迷宫里。

因此，在本系统中，以"灵活"为要旨，一切都应按照自己的特性、节奏来进展，尽可以轻松、自由、灵活地吸收意理、应用方法，让自我的生长，如同雨露飘洒、草木蔓发一样自然。

繁与简

当朋友们读到这里，可能会觉得这套疗法有些复杂。

事实上，本疗法已经过大量简化、整合了。

外部世界是复杂的，自我是复杂的，内部世界也是复杂的。

想达到舒适、平衡的状态，却不考虑多方面的复杂性，一味地简化方法，是不切实际的愿望。

"你不是说疗法尽量做得有趣味性吗？"

"复杂"与"趣味"二者并不相悖。

我们常说的"极简"，是一种美学取向。

极简的设计背后，都有设计师的巧思与匠心，将大量复杂的信息隐藏。

流线型的飞机，曲线优美简约，但机身内部是无数的机械零件，背后是无数人的智慧、心血。我们光学习一门学科，都甘于读、写、背如此多内容，却对获得健康、幸福的方法缺少耐性，实在是有些矛盾。

应对复杂是必要的，万物本就复杂。

学会简化也是必要的，这是掌握复杂信息的必经历程。

总的说来，看待万物，要既能洞幽察微，剖毫析芒，亦能化繁为简，以简驭繁，这就是"活"的精神。在"活"的过程中，自我将能突破层层限制，实现与万物的谐和流动。

这实是极富趣味的历程。

现在，我们已经明晓"溯源疗法"的目标、计划、理念。

对于疗法中的内容实践，不要贪急求快。

我们先将这本书通读一遍，在阅读完后，于内容理解和自我认识的基础上，柔和、有序、具体、系统、灵活地安排各阶段实践。

且把这本书所传授的知识作为拄杖，向前面的微光行进吧。

远方终会显露出一片胜景。

第四章

阶段一：自愈日记

——开启内观

训练意义

自我意识

"人啊，认识你自己。"

"知人者智，自知者明。"

希腊古城德尔斐的阿波罗神庙入口处刻下的铭文，《道德经》第三十三章开篇处留下的名言，在上千年历史洪流中沉淀下来，成为东西方文化的辙痕。

这些句子虽经一代代文化传承，深入人心，但此心非彼心 ——它大多留在了记忆里，船过水无痕，知行难合一。

前文曾提到过，要成功构建优质自我系统，需要强化自我意识。

"自我意识"就是对自我的关注、了解。

自我是我们的血、骨、思、言、行……自我即我。

那么，"自我意识"就是要求"我关注我""我了解我"。

我怎么会不关注、了解我？这仿佛天方夜谭。

但令人惊讶的是，我们的"自我意识"的确相当淡薄，我们总像风中的种子，像湖上的飘萍，在世界的表象中漂流。

但这并不是我们的错。

自我意识的缺失

我们以婴儿的形态来到这个世界，柔软、好奇、无害、无助。

我们的各类感觉器官主要用以感受外界的信息刺激，而大脑、心理的成熟又较感觉器官滞后，所以此时的自我，作为外界信息的受体，单方面接受着声、光、色、味、价值、常识、传统的洗礼。从一开始，我们就天生地成为外部世界的"观众""听众""信徒"。

在这个世界中，我们是新手，也是弱者。

这样的角色是必然的，也是危险的。

我们初诞生时，便进入了各类权力结构中。

在被父母抚养时，在学校接受教育时，在职场听从指挥时，甚至使用各种电子产品时，我们都处于各类权力结构中，然而这种种结构，对新手大多不友好。我们不是游戏规则的制定者，父母、老师、上司、产品设计者……他们在制定规则。

玩具设计师卡斯·荷曼（Cas Holman）就曾在纪录片《抽象：设计的艺术》（*Abstract: The Art of Design*）里提到过，她初踏入这个世界时的困惑："小时候我就感受到，我们构建的环境是强化某些等级和权力结构的地方。这个环境不是对每个人都友好，尤其是对孩子而言。我记得，小时候几次因洗手池的高度而感到恼怒。洗手池高度的设计完全不合理，我意识到，这不是为我设计的……成年人可以用矮一点的洗手池，但孩子够不着高的洗手池。"

我并不是主张消灭权力结构，因为它们的存在有其必然性。问题是，在家庭、学校、职场等环境中，许多顺应"传统""常识""价值""利益"的权力结构，即便畸形，也并不会被改变。一旦我们踏入了恶性的环境，"观众""听众""信徒"便可能被异化为"傀儡""工具""资源"，而不是有尊严、有独立思考力、有主观能动性的人类。

在许多畸形权力结构尚存的当下，整个社会又缺乏对"自我意识"应有的重视、教育，便容易造成自我意识的缺席。

"乖孩子 = 好孩子"——这还是许多成年人心目中，培养孩子的理想标准。"乖"就是"听话"，是"服从"，是"去自我"。

在受教育的过程中，还是孩子的我们，就处于多重权力结构的笼罩下，经历着"去自我化"的进程，久而久之，自我的受体性质被强化，与外界的交互方式被异化。接受代替了思考，压抑代替了表达，服从代替了选择。

更可怕的是，这往往是在自己尚未意识到的情况下，形成的生活惯性。也就是说，我们下意识地接受，下意识地压抑，下意识地服从。

外界对我们施加了远超我们想象的考验与控制。这往往导致，在我们的心灵世界中，"关注外界"的比重远远大于"关注自我"的比重。

这种状态，就是自我意识的缺失。

它酿成了无数悲剧，有些人的自我意识缺失甚至持续终生，从生到死都为了他人而活，甚至在年龄渐长后，又成为后代"去自我化"的帮凶。

当然，随着大脑、心理的成熟，部分人的自我意识也会逐渐觉醒。但此时，又会面临自我意识的难产。

自我意识的难产

如果说，缺乏自我意识，让人将对外界关注凌驾于自我关注之上，那么自我意识的难产，就是对外界关注和对自我关注之间的激烈交锋。

这个时候的我们，开始模糊地明白自己想要什么、想做什么、是什么样的人。同时，我们又相当在意外界的反馈。当我们处在有利于自我意识生长的环境中时，自我意识便能顺利地发展。

但当我们处在恶性的环境中（高压的家庭氛围、扭曲的教育体系、不良的人际关系等），这两种关注便会失衡。这时候，我们会更为紧张、焦虑、恐惧、痛苦。一贯服从父母的乖孩子觉醒了，开始难以忍受家庭的专制，并为此而愤怒反叛；习惯做朋友圈子里"丑角"的少年，开始明白自己一直不被尊重，并为此而辗转难眠；一直浑浑噩噩地工作的职场人，开始觉得自己在浪费生命，并为此而失落焦灼……

这并不是说自我意识缺失就不痛苦，同样痛苦，但由于对自我关注的欠缺，这一心理活动更为内隐。当自我意识开始挣扎着降生时，我们对外投射的目光转而向内。此时，我们真正地意识到了自我与外界的冲突，各类负面情绪便更为外显地迸发了。

如果这些冲突没有处理好，便会留下深深的心理创伤，给自我系统带来毁灭性损害。许多心理问题都会由此产生。

自我意识的淡薄

这是自我意识缺失、难产之外的另一种状态，也是大部分人的状态。

自我意识淡薄指，对自我的关注、了解程度不足，虽具有一定程度的自我意识，但并不足够，不全面，甚至不正确。

自我意识淡薄的人，对自己有笼统的了解，但没有对自己深入观察、认识的自觉性，大部分时候都跟随着常识、惯性、直觉等来行事。

其实，这也是在进化的过程中，人类逐渐建立起的一套行为模式。我们对身心涌现的诸多变化不予察觉，处于"低能耗"的生活模式中。但一直以来的麻木，实际上纵容了心理病症的生长，如果我们能及时察觉失衡，并采取措施进行调适，一切也不会恶化至这般境地。不过，"去自我化"实是整个社会参与的催眠，我们也只是承受了被催眠的苦楚。

另一重苦楚，在于患病后的无知、无助。

习惯钝感的状态后，一旦强迫症来袭，在剧烈的内心动荡之中，我们无计可施，无所适从。我们不清楚，自我内部经历着什么样的变化，等问题发生时，也就不清楚，要怎样做才能恢复健康。这就是为什么，我在前文说，"我"与"我"相隔甚远，看着冲突、碰撞、挣扎的自己，却无法让一切平息。

我们的自我意识沉睡着，要消减强迫症的一重重苦楚，首先要让它充分觉醒。

自我意识的缺失、难产、淡薄，意味着对自我缺乏关注、了解，既然如此，也当然欠缺调整自我系统的意识、方法、能力。自我系统缺乏调控、管理，自然会紊乱，甚或崩溃，从而引发强迫症在内的各类危机。

因此，自我疗愈的第一步，就是强化自我意识。

要强化自我意识，有两样极好的方法——"内观"和"日记"。

训练内容

内观

　　一直以来，我们粗略地生活着，很少询问自己："我是什么感受？我适合什么？我想要什么？……"

　　久而久之，心的周围垒起了一堵墙。当心出现故障时，我们还在墙外面。

　　要治疗强迫症，便要通过内观，打破那堵墙，让内里的状态呈现。

　　内观是印度最古老的禅修方法之一，讲求观察身心实相，从烦恼中得解脱。

　　简要地说，就是**观察身心变化**。

　　通过观察身心，了解自我状态，获取自愈线索，我们才能更好地认识、行动、改变。它是自我了解、自我探索、自我疗愈的必经之路。

内观方法

我们并不需要时刻观察身心。

人的注意力是有限的，持续观察身心会阻碍其它任务流畅运行。

这里提供的内观方法，并不与禅修相同，而是溯源疗法中的内观法，分为三个步骤。

1.定态：认识到内观的重要性，保持对身心状态的敏感度。

2.觉察：在身心状态突然变化时，及时觉察。

3.问答：以"自问自答"的形式，理性地自我剖析。

"我现在是什么感受？"

"比以前好转还是退步？"

"转变由什么引发？"

如果是好转："我怎样借由这一认识调整到更好的状态？"

如果是退步："我应该如何调整方向？"

……

如果在自问自答中，失去前行方向，有一句话或许能予以启示 ——

"身心健康的人在此时会怎么做？"

我们的目标，是重获健康，轻松自如地生活。当不知如何自处时，这句话让我们用一个新的视角审视自我，也许能重获线索与方向。

有的朋友，读到这里，可能会提出一个尖锐的问题："在患强迫症时，思维那样混乱，怎样才能做到清楚地自问自答？"的确，在思维无序、失控的乱象里，"自问自答"似乎变成了一种奢求。

因此，我们要配合运用第二个方法 ——日记。

自愈日记

我们病了。

强迫症带来茫然、困惑、痛苦、孤独。我们的思维混乱，行为也逐渐偏离常态。但在向他人倾诉时，却难有共鸣。很少人能理解，为什么我们脑中会有如此强烈的焦虑和恐惧，又是哪来的千头万绪。

有趣的是，现在"强迫症"仿佛成了人们自我定义的新大陆，一提起强迫症，不少人会说自己也有症状。但事实上，这是被似是而非的定义所迷惑，以为强迫症就是拥有严谨、爱收纳、爱整洁等特性。人们实际上难以想象思维铁轮在脑内加速滚动的苦痛，以及它所带来的毁灭性损害。

指路人与知己难寻，要独自面对煎熬。

当我们摸索着想逃出困境时，大幅下降的思维力与行动力，又让我们寸步难行。

强迫症病友常有这样的体验：灵光闪现的应对方法，在强迫症状的干扰下化为齑粉，难以回想重构；即便能够回想，在焦虑、恐惧和反复的思维侵袭下也难以坚持，最后往往无功而返。

在莽莽荒荒的心之大陆上，在自我救赎的过程中，我们需要陪伴，需要力量，还需要一份地图，随着我们的摸索前行日益完善，标下每一处岔路、歧途、捷径、秘境，记下我们从何而来、向何处去，直至我们将心之大陆踏遍，将荒原变为胜景。

自愈日记就是这样好的旅伴，给我们以陪伴、力量、方向。

它共有六层功用——怡情、观察、追踪、整理、定向、支点。

怡情

写日记能切实减少焦虑、恐惧，这是经过科学论证的。

在我们被高度焦虑、恐惧侵扰时，大脑中的杏仁核会变得过度活跃，影响前额叶皮层正常工作，心跳加快，呼吸急促，肌肉紧张，情绪失控，难以理性思考。哈佛心理学博士，《情商》（*Emotional Intelligence*）一书的作者丹尼尔·戈尔曼（Daniel Goleman）将这一过程形象地称为"杏仁核劫持"（Amygdala Hijack）。

此时，写日记能有效缓解我们的痛苦，让内心更为安宁。

加州大学洛杉矶分校的心理学家们进行了一项脑功能磁共振成像研究，发现当受试者"给情绪贴标签"，即将感受用语言表达出来时，脑中的杏仁核活跃性减弱，右腹外侧前额叶会更为活化。[①]

"腹外侧前额叶是负责指认、标注以及处理情绪的，它会允许富于思考和理性分析的那部分大脑来接替并平复已被激怒的下脑，不会放任敏感又情绪化的下脑掌控全局，指挥人的感情和反应。这是一个经典方法：'取个名字驯服它'（Name it to Tame it）。只要说出这是什么情绪，人就可以感知到自己的恐惧和愤怒值下降了，就这么简单。上脑就是这么平复下脑的。这个技巧可以受用终身。"[②]

"当你将感受付诸文辞时，就好像在给你的情绪反应踩刹车。"研究人员马修·利伯曼（Matthew D. Lieberman）说，"这是一种古老的智慧，它能让我们更好地复原。"

因此，当我们写下日记，将感受用文字表达时，就是在切切实实地自我疗愈。

此外，日记还通过无条件的陪伴，抚慰我们的创伤。

即使他人能对我们的痛苦共情，也难以陪同、带领我们度过苦难，自愈日记却能陪伴我们走过每一步。在书写的过程中，我们于白纸上开辟了一片广袤的空间。它无限地包容，让我

---

① Matthew D. Lieberman , Naomi I. Eisenberger , Molly J. Crockett , et al. Putting Feelings Into Words [J]. Psychological Science, 2007, vol18（5）: 421-428.

② 丹尼尔·西格尔, 蒂娜·佩妮·布赖森. 去情绪化管教[M]. 吴蒙琦, 译. 北京: 机械工业出版社, 2015.

们在其间驰骋，任思绪游走，将不满、不安、挫折、愿景倾泻，哪怕写的都是些丧气话，也像跟老朋友促膝长谈，没有避忌。随着一字字的铺排，痛苦缓缓消解，思路逐渐开阔，暗暗萌发新的斗志与力量。

这样的陪伴，对我们是至关重要的。

观察

自我瞬息万变，细小的动向很可能预示诸多问题，但难以被觉察捕捉。在我们保持内观时，配合日记，及时记录下自我观察的结果，便能避免这样的遗憾。

此外，我们还可能在无意间察觉到一些，对自己有奇效但并没有在书中提及的方法、诀窍。将这些灵感记录下来，让它们成为治疗计划的一部分，发展出量身定制的自我疗法，也是日记带来的惊喜。

追踪

在自愈日记中及时记录治疗成效，有助于我们明确疗愈进度。在一段时间的追踪后，便能形成疗愈的发展动线，从而进一步展现康复趋势。这样一来，既能提升满足感，也能增强自我掌控力，还能为调整治疗方向打下坚实信息基础。

整理

写自愈日记，便于将自身情况进行存档和梳理。

许多事情光凭在脑中思考，是难以厘清思路的，对强迫症患者而言，更是难度倍增，而这恰好是写日记的优势。科幻大师艾萨克·阿西莫夫（Isaac Asimov）就称写作为"通过手指来思考"的奇妙过程。

我们依托视觉呈现的字词，为大脑思考减轻负担，让思绪与眼前浮现的字词产生更为放松、写意、深入的互动。由此，许多想不到、想不通的事，都能在文字里凝聚成形。

将思绪整理成文字时，我们已于无形中梳理了一遍思路，还可通过分专题、整理活页、给电子日记加标签等方式将文字内容进行再整理，让其更为完善、精炼。

我们将通过写作，达到单凭大脑思考无法企及的高度。

定向

在日记中将各项信息进行整合，能让我们在各阶段治疗时做到精准定向调整。

比如，若通过自我观察得出结论，在日常生活中主要引起不适的是焦虑，就在疗愈计划中着重缓解焦虑情绪。如此一来，不仅让生活自在不少，也为后续自我治疗消除了重大障碍。

在疗愈行进的过程中，我们的状态不停地变动着，治疗计划也应持续调整，只有这样，才能精准打击痛点，优化疗愈效果。

以上是自愈日记的五层功用，还有第六层关键性功用"支点"，它引出了溯源疗法中的两个新概念——"心理支点"和"事件线"。

疾风骤雨中的心理支点

——推进事件线!

"支点"无处不在,它帮助我们确定、固定自己的位置,不至于在森罗万象间迷失。

文字是支点,历史是支点,时间的刻度是支点,空间的经纬也是支点,我们所拥有的文明就是无数支点的集合体。不妨稍作想象,倘若我们还处在不知今夕何夕、不辨东西南北的远古混沌中,会是怎样的迷惘栖惶!我们在千万年的文明中,逐渐建立起无数支点,也借由这些支点,朝着自己的方向前行。

支点,应为我们所灵活运用,当我们想将它凿进峭壁,向上攀登时,就将它固定住;当我们想让它变换方向,以便行动时,就让它活起来。

身处复杂的物质、信息、能量场中,自我系统就是我们的支点,让我们站定脚跟,稳步前行。但现在,自我系统乱了、病了,在一片混乱里,我们需要有力的支点,帮助我们稳住步调,正本清源。

在路边，我们有时会见到小树上绑着竹竿，这是因为脆弱的树苗处于生长初期，在天气的影响下会长歪，竹竿能帮助它长成笔直的树干。在暴风雨来临前，工人也会事先给树干绑上竹竿，固定住，以防树木在风雨中被吹断倒下。

这情形其实和我们患病时的状况很像。

以前"树干茁壮"的时候，我们可以恣意生长，随着自己的性子生活。此时，我们处于健康的身心状态中，空闲时间并不会被强迫思维填满，显得轻松舒适。我们可以做想做的事，也可以什么都不做，享受空白的时间带来的乐趣。

但在强迫症病发的时候，情况大不相同。

此时，闲适是思绪繁衍的温床，往日可亲的闲暇时光变为可怖的思维炼狱。无所适从的我们，像没有竹竿绑缚的小树，在疾风骤雨中摇摆，面临被摧折的命运。

现在，我们在心灵风暴里，如同左右摇摆的小船，漂浮于海上的飓风中。要让自己逃离这场灾难，离动荡越来越远，就要定好锚点，在锚点的引导下，向灯塔前进。

因此，我们要设立"心理支点"，推进"事件线"。

心理支点：是我们的目标、计划。

事件线：是心理支点和心理支点之间的进展线。

设定的目标、计划，让我们在思绪中漂流时，不至迷失方向。推进事件线，就是在生活、工作、学习、疗愈中完成一个个任务来推进各项进展。

以前，我们不设定目标、计划，靠生活的惯性也可以过日子。现在，一切都被打乱了，如果我们不抓住心理支点、不推进事件线，就会被焦虑束缚、被恐惧囚禁、被思潮淹没。因此，我们定要设立支点，抓牢支点，一步步推进事务的发展。

但这些目标、计划如果仅仅存放在大脑中，就会被搅作一团，妨碍我们前进。因此，我们要将目标、计划、进度写在日记中，帮助我们设立心理支点、推进事件线。这样，我们每每被焦虑、恐惧、思绪打得晕头转向时，就能翻开日记，明晰下一个心理支点的位置，继续推进事件线，逃离风暴。

接下来，我将介绍一套日记书写方法，能够很好地发挥怡情、观察、追踪、整理、定向、支点这六层功用，帮助我们走稳自我疗愈的每一步。

自愈日记内容
——光源笔记

我称这套日记法为"光源笔记"，因为它让我涣散的注意力聚焦成一束光源，投射于前行路上。

这是我在长时间探索与调整后总结出的一套自我管理工具，它在短时间内起到了极明显的效果。这套方法不仅具有疗愈性，还成为我在学习、工作、生活中不可或缺的指南。

只要光源笔记在我身畔，我便觉得心安。因为我知道自己在它的陪伴下，能到达任何地方。

这套记录法依次分为五个部分——目标、方法、轨迹、心路、总结。

我们依次看看，各个部分的内容、布局、效用。

第一部分：目标

I 目标

（全年）

身体
- 养成锻炼习惯
- 健康饮食
- BMI降至……
- ……

心理
- 解决焦虑
- 远离强迫思维
- ……

生活
- 成绩排名上升30名
- 编写好第一个程序
- ……
- ……
- ……

目标，是我们要达到的标准、状态。

目标的作用，便是定下征途的目的地。

设置周目标、月目标和年目标，为自己规划好微观、宏观方向。

目标要写得简练清晰，一看就知道自己需要做什么。

很多时候，不到记录目标的这一刻，我们不知道自己真正想要什么、想做什么。记录下目标，让意识与潜意识流泻，在语言梳理中，让我们的愿望鲜明地呈现。目标清晰可见了，我们前行的方向也就确立了。

不一定要按示意图的方法为目标分类，立足于自身需求，写下最适合自己的目标即可。

第二部分：方法

II 方法

（身体）

◇ 把运动器材放在家里触手可及处

◇ 大量探索锻炼方式，选择最喜欢的
  几项，替换锻炼

◇ 固定锻炼时间点，以形成习惯

◇ 锻炼时播放快节奏音乐，提升趣味
  感与运动强度

◇ 将新学的营养学知识告诉家人

  （增强知识记忆，促进相互监督）

  ......

  ......

如果说目标是战果，方法就是战略。

方法，是我们行动时，可采用的高效、巧妙方式。

我们总在前往目的地的过程中遭受挫折，在总结失败教训时，许多人归因于能力弱了，而不是方法错了，这样的思维定式是十分有害的。

对方法的重视，怎样强调都不为过。

设定了目的地，却忽视方法，往往使能力被埋没，意志被消磨。就像在黑暗的迷宫中搜寻出路，不仅走不到目的地，还会陷入危机。这个时候，首先要点亮手中的烛火，方法便是烛火。

人们很容易陷入行为惯性而不自知。我们总是遵循自己那一套老方法，很少质疑它们。殊不知，低效而无趣的行动方式往往占据了生活的大部分时间，它要为我们的众多失败承担责任。

爱因斯坦曾一针见血地指出固守旧有方法的低效性："你不要渴望用相同的想法和做法来获得不同的结果。"

我们需要反思旧方法，寻求更适合自己的新方法了。

方法是在实践过程中动态发展的。随着行动的反馈，我们持续地质疑、优化、更新方法，剔除低效方法、改善有效方法、尝试新方法。

在这一过程中，那一捧烛火能变为点亮地平线的璀璨黎明。

第三部分：轨迹

III 轨迹

〈每日〉

＿/＿/＿ 完成度：68%

每日计划
- 晨练40分钟 ★★★★
- 看10分钟营养学视频 ★★
- 买编程教材 ☆☆☆
- 完成所有作业 ★★★★★★★★★
- 一套数学卷 ★★★★
- 复习单元九词汇 ★☆☆
- 收拾房间 ☆☆☆☆

每日状态
- 睡眠时间：23：14～6：48
- 饮食：蔬菜卷、凉面……BMI：23
- 分数：112.5（数）
- ……
- ……

　　轨迹，是以直观的方式呈现自己的发展动向。

　　这部分包含两项内容——"每日计划"与"每日状态"。

　　在每日计划部分，写下每天为实现目标要完成的事情，并以视觉化的方式计量完成进度。要把计划写得明确、具体、可行。

　　我们可以用打钩的方式记录完成度，也可以用星星作为量度，更为细化地记录进度，还可以创造自己喜欢的方式，只要方便、舒适即可。

　　在每日状态部分，最好用数据形式，直观地表现身心动向。根据自身发展侧重，记录各类状态，如反思、感恩、睡眠、饮食、专注程度等等。

　　通过每日计划和每日状态这两部分，就能精要、直观地了解每天的发展情况，对自身动向持续地进行追踪，以了解、掌控自我的各个位面。

　　和前面两部分一样，记录要力求简练。行文如建模型一般精炼、准确，才好掌握各个变量，从而做出调整。

第四部分：心路

IV 心路

（每日）

_ / _ / _

　　今天起的比较早，感觉没有前段时间那么贪睡了。好事！要保持！

　　做数学卷比较精神，能集中思考。但复习单词的时候总是眼神涣散，深度的恐惧又包围过来，久久处于痛苦和焦虑中……从明天开始，将增进强迫症认知放进目标，列为重中之重。要了解它，也了解自己，才能彻底战胜它。

　　虽然身处低谷，但只要往前走，就是上坡路阿！加油！

　　在这一部分，不需要精简文字，需要的是将内心想法全数吐露。

　　我们在此，创造一个全然包容情绪涌流、思潮驰骋的空间。只要想倾诉、想记录，就写在这里。它是柔软的床榻，让我们休憩于此间，容纳我们所有的挫败、不安、焦虑、欣喜、期待、希望，也让思潮自然而然地涌动成形，成为我们继续行动的给养。

第五部分：总结

Ⅴ 总结

（每周，每月，每年）

20xx.
4.21

身体：

习惯每日锻炼20分钟，下一周加码为30分钟。/饮食不够健康，从勤喝茶开始调整。/睡眠质量有所提升。

周
总
结

心理：

情绪过于动荡，增加每天晚上的日记时间。/晚上单独在家时更容易难受，跟家里人说说，让他们多陪伴。

生活：

20xx.
4.27

试卷错误率有上升，多整理错题。

找时间请A吃饭，问她请教编程问题……

在这里，要回归简练的笔触，进行总结。

在总结中，我们应用更宏观的视角看待这一阶段的变化、成长，也写下未来所需的调整，将这些反馈用于指导下一轮行动。如此，便能形成完满的闭环，也能在自我发展进程中，实现一轮轮的宏观更新、优化。

这套记录法秉持着"理念指导行动，行动反哺理念"的方针，各个部分分工明确，一层层聚焦于行动中，自上而下，环环相扣，动态更新，形成高效的正循环迭代，自然而然地推动我们前进。

假若难以适应这一方法，也可以使用自己的记录方法。但要谨记，牢牢抓住"目标、计划、执行、反馈"这四要素，推进事件线，自我疗愈，自我发展。

我的故事

"你可以做到。

"因为奇怪的想法是一种惯性。

"所以在以前你会被上亿次想法袭击。

"平均两秒一次。

"一天大概 17 小时。

"17x1800=30600。

"所以自己每天被 30600 次想法袭击，学习能力和交流能力感受能力大幅下降。

"降至每日 0 次。"

在硬皮灰色"库库尔坎金字塔"日记本里，蓝色的笔迹蜷缩着，记录着一场战役。

咀嚼"悖论"这个词，我看到将自己吞食的"无"，灰色的空洞把自身套入空洞，但我这个活生生的肉体是怎么被"无"吞食的？这又像个悖论。

在最初，我像打开礼物一样感知世界。

我养仓鼠、小鸡、小鸭、小兔子，到处抓蟋蟀、找蜗牛。手边没东西玩了，可以拿着我的木棍甩一天，学孙悟空转金箍棒。我还学神农尝百草，小区里的植物几乎被我尝遍了。竹叶还没有展开时，那根顶端尖尖的芯好吃，脆甜脆甜。美人蕉的花茎里取蜜，甜得醇腻。树上长着红毛球，摘下来吃，味道微酸。三叶草的茎也是酸的。店铺边的矮灌木，根茎是透明的萝卜状，有中药味儿，我叫它"水萝卜"。看电视里喝花茶，我自己也要泡，在小区的灌木里摘小花，用热水冲泡，味道一点也不好，是苦的。

拿一把凳子对着电视，就可以看一天。跟着电视学字，又到处念招牌认字。后来，爱上看漫画，在书店一站就是几小时，就为了把买不起的漫画读完。随爸爸去租书店，他租武侠，我跟着读，金庸古龙翻来覆去地读。

一切都是新的。

我沐浴着新鲜的事物，世界是一个宝藏池。

我孜孜不倦地在里面挖贝壳、海螺、化石、各色的漂亮石头。

如果没有外力干涉，我将一直保持着快乐又满足的状态。

初一时，我经历了第一次失眠。

班里一位被霸凌的女生转学了。我们在体育课站队列时，聊到她转学的事，一个同学说着说着，就转过身来，笑着对我说：

"她走了，你就是我们班里的笑柄了。"

这句话像个鬼影子，坠在我心里。

到了中午，我在蓝阴阴的午休室里，抱住被子紧闭双眼，我不知道为什么自己难过得睡不着。幼儿园被踢青的腿，小学时身上被抹的口水，被起的外号，被压在桌子上打，被推在地上嘲笑，书包被扔到垃圾桶旁，一群男孩围着踩……

这些事突然联系起来，被一个词语下了烙印。

我是个笑柄，大家都恶心我，讨厌我，笑话我。

我知道要诚实、善良、讲礼貌，也这么去做了，公车上给老人让座，路上捡的硬币交给保安叔叔，把身上的零花钱都给乞丐，帮路人提东西，给流浪小狗买吃的。

但这些并不能让其他孩子们喜欢我。

没人教我怎么和别人相处、说话，怎么交朋友，怎么表现得讨人喜欢，怎么在别人打、骂、嘲笑我的时候，漂亮地回击，让他们不敢再欺负我。

所以，我还是个笑柄。

从我明白之后，就持续地处于痛苦的状态中。

我还是不知道该怎么做，所以又害怕又悲伤又无助。

"没人喜欢我，我还可以和日记做朋友。"

小学时，我买了一本小小的、带塑料锁的卡通日记本。写完日记，就上好锁，放在书桌桌洞里。

一次上完体育课，我刚进教室门，就看见我的日记本被后桌男生捧在手里，几个男生坐在他周围。日记本的塑料锁连着硬封皮全被撕烂了，锁垂在一边。拿着我日记的男生边看边读，每读一句，都会引起周围男生的哄笑。

我把日记本抢回来，很久都不再写日记。

到了中学，我又重新写日记了。

它就是我最最好的朋友，我把什么都记在上面。里面有我画的画、写的小说、做的摘抄，还有我在地上捡来的美丽植物。

记录、创造、采撷日子里的美，就像触摸春日的湖水一样舒服。这是可随身携带的家园，在人群里，它能保护我。

所以我去哪都带上本子，写了厚厚几大本。

有天晚上，在宿舍，晚自习出门前，我与一位和气的室友各自坐在床上闲聊。她问我手里的本子是什么，我说是自己写的东西，不知不觉就写那么多了。她抬头笑着说："好佩服你，能写出这么厚的东西来！"我为此而暗暗地快乐、自豪。

但后来，写日记的习惯被搁置了。

因为我和爸爸妈妈出行时，他们笑着引用了我日记里的话。我质问他们为什么要翻我的日记，他们说："放在那里还不能让人看啊？"

我不再在日记里记下深入的自我感受，动荡、灰暗的情绪、思潮找不到出口。我既不写下来，又拒绝对其他人倾诉，心中莫可名状的情绪云团持续冲撞着胸口。我忽视它们，一天天地过日子，去完成该完成的事。

这都是强迫症爆发的引线。

爆炸前，烟尘在空中弥漫，而我对此一无所知。

一切都留下了印迹，但只有在回顾时，才能看到清晰的辙痕。

强迫症爆发后，无数个我相互对话，恐惧将意识碾得支离破碎。漂浮在未知里，我找不到自己的位置，不知道一切是怎么回事为什么只有我会变成这样。

在快溺亡的日子里，我重新拾起了日记。

痛苦到支撑不下去的时候，就写吧，哪怕只能写自己多么痛苦也好，做不了别的事情，用笔去呼号也是好的。

我握着笔，任情绪思潮在纸上喷涌，那是发泄是求救是困惑是愤怒。我所思所想再如何跳跃，也要最终灌注在确定的字里，定格于纸页上。因此，写一个一个字，就是将思维一点一点固定住。写着写着，一切不再如碎片般漂浮，在字与字间，紧攥心脏的痛苦一点点减弱，意识模模糊糊地聚焦起来，顺着字的线索，存在的纹路得以浮现，这一丝，那一点，互相联结，形成影影绰绰的轮廓。

有时，写完日记，抬头望望窗外的天气，听风声和着鸟鸣声，世界好像稍微慢下来了一点。

强迫症前四年，我在一片黑暗中摸索自己的状态。

看心理咨询师、找心理医生、查脑电图、做脑 CT、去康宁、去吃药……能做的都做了，却找不到对我有效的治疗方法。

做催眠，没有效果；做检查，一切正常；开药吃，吃出幻觉。

但我非常感谢以前患抑郁症时求助过的一位医生，他让我从小处着手，慢慢进入常轨。这给了我自我疗愈的思路。

所以，我拿自己当实验品，在一次次崩溃边缘勉力支撑，倒退了就再重来，前进一步是一步，逐渐在混沌中，收集了星星点点的萤火，多是强迫症中的经验、感受。

到强迫症第五年，症状反扑得尤为严重，但我也在前四年的摸索中，慢慢形成了疗愈理念，可以一边维持日常生活一边自我治疗。

我开始将日记当作"自愈手册"，分阶段、分技巧地对待强迫症，进行自我治疗的系统性探索。虽然病况磨人，每一天都是煎熬，但我学着在自愈手册的帮助下，苦中作乐。

每天，我都会开启自愈手册的新一章，把目标、计划、感受写在日记中，并开辟多个专区，针对性地剖析自身病症的治愈难点，寻求应对方法。不论何时，只要触发了自我疗愈的灵感，我就会立时捕捉它，放进我的手册里。

摘录一些片段，看看那时的我。

"新阶段：自我观察＋细节调整。

"把要调节的细节写下。

"1. 恐慌时身体各部分不受控制地摆动，这会加剧恐慌

"2. 鼻腔空气不宜粗重

"3. 连贯动作，要正确地执行

"4. 要不带恐慌地观察自己

"5. 要纠正细节，让自己无限接近康复，甚至比康复时更好

"6. 肩颈要绝对放松不能僵直

"7. 不要半眯着眼睛写东西

"……

"你的痛苦指数 / 快乐指数意味着你的疾病病愈程度

"如果说以前痛苦程度为 9.9，那么现在的痛苦程度为 3.5。

"……

"当你的痛苦程度为 0 ~ 0.5 时，你已经接近痊愈，加油。"

到了自我疗愈后期，我在手册里开启了"找碴游戏"，给自己设定周任务 ——"寻找自己和正常人的不同，并加以突破"。

"1. 经常窝着肩膀憋气

"2. 说话的时候憋气

"3. 难受的时候闭气

"4. 整个人不能稳坐和稳躺

"5. 思维很模糊，不够强调

"6. 整个人要放开

"7. 眼睛要有神

"⋯⋯"

在松散、混乱、笨拙的笔触里，我看到那个不算有力量的自己，在一步一步呼哧呼哧地前进。错了再重来，日子还会继续。

时间在字句里推移，我笔下的文字慢慢流畅、活泛起来，吹拂出生活的新鲜气息，我开始有了强迫症之外的烦恼，但我亦为此而暗暗高兴 —— 这是我从病中苏醒的迹象。我写人际的矛盾，写恋爱的心境，写未来的期许，写每日的奇遇⋯⋯强迫症的烦恼变为寥寥数语，继而逐渐消失。

那些新的情绪、新的念想、新的语汇，像春日的暗流，在越来越薄的冰层下流淌、碰撞，随着冰层裂解，迸碎的冰片融入柔软的春水中，难寻踪迹。

我在半睁半闭的朦胧里，情绪缓缓舒展、思维徐徐沉淀、感官渐次清明，荡开一片光晕，让阴翳散去，我再一次清晰地感到自己存在着，世界存在着。

光源，就在纸页里。

第五章

阶段二：控制情绪、感官
——解决催动力：焦虑

训练意义

自我控制

这是宏观层面的第二阶段，也是微观层面的第二阶段。

从这里开始，我们正式进入了"自我控制"阶段。

有人看到"控制"一词可能会心生反感、不安，因为他们在尝试控制思维的过程中吃了不少苦头，且恰恰是这样的控制，让他们坠入强迫症的旋涡。不少人希冀通过"放下自我控制"成就自然而然的痊愈。对他们来说，"控制"就意味着"强迫"，意味着更剧烈的反弹。所以，有意识的自我控制成了禁忌，成了铺满荆棘的死路。

对于这些认知，我想说几点。

1. 不能进行自我控制不是常态，是病态。

你见过不能控制自己思维和行动的健康人吗?

健康人能够顺畅地思考，能够清晰地表达，能够得体地行事。假如一个人连自己都控制不了，甚至不敢控制，又怎能说是健康呢?

对于自我控制的抗拒是不合理的，也是不人性的。

归根结底，是我们害怕对自己进行控制。

我们在内心深处害怕的是，"自我控制"会变为"自我强迫"，使症状加剧。往深一步说，我们现在也在进行着自我控制——控制自己不进行自我控制。

这句话很拗口，却是很多病友的体验。

我们如同在薄冰覆盖的湖面上行走，小心翼翼，战战兢兢，生怕踏重一步就沉落水底。事实上，这样地惧怕自我控制，只敢让生活本能带动自己前行，还不比在冰湖上摸索，是早已沉入水底，几近窒息了。

现在，我们需要从水底奋力游出来，再一次呼吸到新鲜的空气。

2. 我们需要通过自我控制，回归健康状态。

当我们对自己不加控制时，还忽视了一个严重的问题。

我们的情绪、感官、思维等状态，已被强迫症破坏得"面目全非"。随着强迫症状的持续，此等异常状态还会被固化。

此时的不加控制，实是放任病态发展。

一切都在向坏的方向演变，我们却还期冀"不降一滴水，沙漠变绿洲"的奇迹。我们现下，已陷于煎熬焦灼的情绪里，已困于思维循环的轨道上，再不加控制，只会更为恶化。

我们需要通过自我控制，缓解焦虑、摆脱环状思维、克服元恐惧，最终脱离病态，回归健康状态。

3. 我们需要形成正确的自我控制。

为什么会觉得自我控制不能让自己更好，反而让自己更痛苦？

因为使用了错误的自我控制方法。

起反作用的自我控制，主要分两种情况。

第一种是，运用"反引念"和"强迫行为"进行自我控制。

比如，在脑中强行让自己断念、坚持用行为打断引念等等。这样一来，便又落入了强迫循环的陷阱 —— 我们以为自己在进行正确的自我控制，实际上仍然困在强迫症状里。因此，病情自然会继续发展，甚或恶化。

第二种是，在焦虑和元恐惧的影响下，实行的"强迫型自我控制"。

这种自我控制，并没有陷入强迫循环陷阱，但由于过度的焦虑、恐惧，摆正自我的过程变得极其不自然，因此痛苦难当，难以为继。

错误的自我控制，仍然使我们备受煎熬，便让我们产生了"自我控制是错误的"这一误解。只有形成正确的自我控制，我们才能真正地自我疗愈。

正确的自我控制，需要经过训练、运用技巧绕过种种陷阱。我们将一步步学习技巧、锻炼能力，逐渐达到理想的状态。

在溯源疗法中，自我控制聚焦于三方面 ——控制情绪、控制感官、控制思维，最终达成"松弛型自我控制"。

我们在这一阶段先学习情绪、感官控制，在下一阶段再学习更为复杂、困难的思维控制。

训练内容

控制情绪

将"控制情绪"设为自我控制的第一步，有两点原因。

第一，在往后的训练中，情绪控制往往是必要步骤。要先将其掌握，为后续疗愈阶段打好心理基础。这就像运动前的热身，起到自我保护的作用。

第二，掌握了情绪控制，便能克服焦虑这一催动力。焦虑是环形模式中最容易解决的问题，秉持着先易后难的理念，我们先应对最表层、最轻松的问题，将外壳击碎，为深入病灶打开口子。

"控制情绪"的具体训练目标是 ——进入松弛、平和的状态。

这是对强迫症疗愈极为有利的状态。在这样的状态中，我们能够更为顺利地进行自我控制，也能更轻盈、自如地面对自我与内、外部世界。

需要指出的是，"控制情绪"并不意味着"监控情绪"，我们不能时时刻刻都将心思放在情绪调控上，也不能每分每秒都维持着松弛、平和的状态，那样就又进入强迫状态了。

情绪本就会有波动，更何况此时，我们的元恐惧仍然存在，环状思维仍然肆虐，这二者仍会带来焦虑。但焦虑浮现后，我们若能通过情绪控制，将焦虑缓解，再次进入松弛、平和的状态，慢慢地，整体的情绪流动便会较以前和缓、沉静许多。

待我们一步步解决了环状思维、强迫型自我控制、元恐惧这些问题后，情绪状态会经历彻底的变化，我们再也不会是以前那个焦躁、不安、惊惧的自己了。

许多病友多次尝试自我说服、自我安慰，试图用思维击溃焦虑、平抚情绪。但在强迫症中，这样做反而会进一步推动环状思维，使焦虑升级、情绪动荡。

用思维控制情绪的法子不奏效了。

我们不能再走老路，而要走一条新路 —— 通过身体调整、休闲活动来调控情绪。

身体调整，能将病友们因焦虑、恐惧而紧绷、僵硬的身体调适得柔软、松弛，通过身与心密切的关联，有效地调控情绪；

休闲活动，能通过富趣味性的沉浸式体验，唤醒五感，满足身心需求，调理自身状态。

以下，我们依次看看身体调整、休闲活动的具体方法。不需要都做，我们在尝试、体验后，挑选最适合自己的方法，轮换或集中地进行训练即可。

第一部分：身体调整

第一类：呼吸法

一、深呼吸

呼吸是每个活人都必不可少的行为，但很少有人意识到它对身心的影响。

受强迫症困扰的病友们，总被焦虑、恐惧纠缠着，心理影响着身体，使得呼吸急促、头昏脑涨，在专注于思维斗争时，甚至会屏住呼吸。这样紧张的身体状态又反过来损害心理状态，让情绪更为紧张、焦虑 —— 我们进入了一个恶性循环。

要打断恶性循环，我们需要调整自己的呼吸方式，进入深呼吸状态。

深呼吸可以激活副交感神经系统，缓解紧张状态，使身心放松。持续深而缓的呼吸，能达到相当好的消除疲劳、减轻压力、调节情绪的效果。

深呼吸有三要诀——深、匀、长。

意即呼吸要缓慢均匀，深远绵长。初初开始深呼吸时，要有意识地控制呼吸的速度和气体吐纳量，让呼吸逐渐放深、放缓，以让身体感到舒适为标准，缓缓将呼吸调控到最佳状态，最好运用鼻呼吸。

即使一时半会不能达到理想的呼吸状态，也不要气馁，我们需要一段时间来过渡、习惯。只要进入了状态，我们的全身将被深呼吸带来的松弛感冲刷，于一呼一吸间，扫去内心的尘埃。

二、腹式呼吸

形成深呼吸的习惯后，如有余裕，可以尝试腹式呼吸。

腹式呼吸分为顺呼吸和逆呼吸：顺呼吸是吸气时，腹部膨胀，吐气时，腹部收缩；逆呼吸与其相反，吸气时收缩腹部，吐气时将其放松。（建议以顺呼吸来放松，更易上手）

在开始腹式呼吸时，可以把手放在腹部，随着呼吸，感受腹部的起伏来练习吐纳。在熟练后，可以在"深呼吸"与"腹式呼吸"之间自如转换，怎么舒适怎么来就好。

腹式呼吸法有许多益处。

在身体层面，它能锻炼腹部，改善心肺功能，增加身体氧供给；在心理层面，它也能刺激副交感神经系统，安神定智，提高专注力。

呼吸，应是最不费时间、力气的自我疗愈方法了。

只需维持良好的呼吸状态，身、心皆能持续地受益。

现在，我们就可以一边读书，一边调息，感受呼吸的疗愈力。从这一刻开始，好好呼吸，并持续下去，它会为我们带来意想不到的奇妙变化。

第二类：身体舒展

当我们处于强迫侵袭之中，重重压力会让肌体紧张、僵硬、酸痛，持续这样的状态，对身心都是损害。因此，在这一部分，我们要让身体松弛、柔软、轻盈起来，达到身心的双重复原。

一、松弛躯体

躺着或坐着为好。做深呼吸，想象身体十分沉重，并告诉自己"眉头放松，眼睛放松，嘴巴放松，脖子放松，肩颈放松，手臂放松，腹部放松，腿部放松"，从上至下，慢慢地调整身体的松弛度，一直持续到身体足够松弛后结束。

这一方法，能让僵硬的身体卸下重担，再次寻回松弛的状态。

二、拉伸活动

拉伸，也是能让僵硬的肌体柔软、轻盈的好方法。

在深呼吸中，放松身体，活动、伸展身体各个部分，让其不再僵硬紧绷。

有许多简单的拉伸动作，如颈部后仰拉伸、三角拉伸式、上背部拉伸等都可以舒缓疲劳，让僵硬的肌体变得灵活、松弛。我们可以在拉伸教学图片、视频的引导下，进行拉伸。

其实，我们在拉伸时，可以不限于任何姿势，只要能安全、有效地伸展身体僵化的部位即可。很多人在随意活动中，反而能自创出最适合自己的姿势。但要注意保护肌体，不要过度拉伸，以免造成伤害。

三、按摩僵硬部位

在松弛、拉伸之外，还可以通过按摩来放松僵硬的肌体。

按摩的工具不限、手法不限，只要将僵硬的部位按摩到松弛柔软即可。可以用手捏、用掌拍打、用拳背压揉，或者借助滚珠、按摩球、按摩轴、筋膜枪等进行按摩。但注意不要过度，以免身体受伤。

我们的肩部、颈部都是肌体僵硬的重灾区，平时可以经常捶捶打打，让肩颈松弛、舒展。别遗漏了面部肌肉！长期的焦虑与恐惧也会让面部紧张，拍拍双颊，睁睁眼睛，笑一笑，让脸蛋重焕活力。

四、钻石姿势——鹅式

这是我随意锻炼时，摸索出的拉伸锻炼法，其拉伸力度大、锻炼部位多，能矫正形体，同时搭配吐纳还能吐出腔中废气，让精神和躯体有焕然一新的感受。锻炼的时候像鹅走路，摆动尾巴，伸长脖子，故将其命名为"鹅式"。

首先站起身，双手在身后合握，抬起胸膛，脖子向上、向后仰至完全拉伸的程度。此时双臂左右摆动，拉伸肩、背、手臂各部位，双腿随着手臂摆动于原地踮脚踏步，同时用口呼出胸中废气。（拉伸的脖颈也可以配合手臂左右摇摆，如果睁眼觉得头晕的话可闭眼）

做到身体完全舒展，感觉已呼出郁积废气时，便可停止。

自偶然探索出"鹅式"后，我一直坚持至今，每日锻炼，受益匪浅，大大优化了生活体验。

这四种活动，可以每天抽出固定时间，练习一到数遍；也可以根据自身情况，选择最有必要性的活动进行训练；还可以抓住碎片时间，进行小练习，使身体常处于松弛、柔软、轻盈的状态。

第三类：冥想（重中之重）

冥想，是值得坚持一生的习惯。

它有非常多益处。

定期冥想能减少"思维反刍"，这对我们这些苦于思维折磨的人，可说万分重要。它亦能优化内观能力，减少焦虑压力，清理脑内思绪，让心态平和、宁静，提升注意力、记忆力、认知力、创造力……

冥想甚至能显著改变大脑结构。

哈佛大学心理学教授萨拉·拉萨尔（Sara Lazar）与一众科学家通过核磁共振成像发现，具有丰富冥想经验受试者的注意力、内感受、感觉处理相关的脑区域更厚，包括前额叶皮层和右侧前脑岛。[①]

数年之后，萨拉·拉萨尔所在的美国麻省总医院研究小组又开展了为期八周的冥想训练项目，训练的参与者们平均每天花27分钟进行正念冥想。在八周训练的两周前与两周后，研究小组对受试者、对照组的脑部构造都进行了核磁共振成像检查，结果显示，这些受试者的大脑海马体灰质密度增高，这一脑区对学习与记忆至关重要。此外，他们脑中与自尊、同情、内省

---

① Lazar SW, Kerr CE, Wasserman RH, et al. Meditation experience is associated with increased cortical thickness. Neuroreport. 2005 Nov 28;16(17):1893-1897.

相关的区域灰质密度也升高了。与此相反的是，受试者脑部杏仁核的灰质密度降低了，这一脑区与焦虑、压力有着紧密联系。而未参与训练的对照组经检查显示，大脑并没有产生这样的变化。[①]

冥想所带来的转变是透彻而全方位的。

释放压力、减少焦虑、清理思绪，这些益处又恰恰是强迫症病友所迫切需要的。因此，在溯源疗法中，我将冥想标为"重中之重"。

我们应在自我疗愈时，将冥想列为必修课，并培养为每日习惯。随着一天天的坚持，掩埋自身的思潮会被点滴清理，更为宁静、欣悦、平和的自我亦得以浮现。

冥想有许多不同的方法，我在此所述的是**"观息法"**：持续感受深而缓的呼吸，让杂乱的思绪自由来去，达到安宁、平和、松弛的状态。

观息法不限时间、不限地点，但如果环境安宁舒适、衣着宽松等会有加成效果，以下介绍我认为相当理想的冥想方式。

在安静舒适的空间里，坐着或躺着，穿着舒适的衣服。

坐姿呈莲花坐或盘坐（筋骨较硬者可正常垂腿坐），头抬起，在舒适的状态下坐直，双手呈智慧手印（大拇指、食指轻

---

① Hölzel BK, Carmody J, Vangel M, et al. Mindfulness practice leads to increases in regional brain gray matter density[J]. Psychiatry Res. 2011, 191(1):36-43.

轻相扣，其他手指自然放松伸展）安放在左右膝上，闭上双眼。躺姿以仰卧为宜，全身自然放松伸展，双手平放于身体两侧。

　　闭眼后，开始深呼吸（鼻呼吸），不再做主动思考，全心感受自己的呼吸。此时，杂乱的思绪还是会惯性地涌现，强迫思维会快速地在脑中游荡。我们任杂念自由来去，全不理会，只观察感受气息，将注意力放在自己的一呼一吸间。

　　为引导我们进入状态，可播放让人怡悦的音乐（可用音箱播放，效果极佳）。神山纯一、广桥真纪子、央金拉姆的音乐，都能为我们创造相当富于疗愈力的空间。此外，颂钵音乐也令人沉静、宁和。当然，这只是推荐，病友们多听多感受，选择最让自己舒适、最能进入冥想状态的音乐吧。

　　以上是个人觉得最为理想的冥想方式。不过，切莫因环境不甚理想就将冥想搁置，我们不应受限于形式。事实上，因地制宜、碎片化的随性冥想亦能带来极大的改变。

　　只要坚持冥想习惯，踏实而平和的感受便会充盈于内心，焦虑逐渐被消解，自我控制力亦逐步提升。即便康复之后，也请坚持下去。它具有难以替代的全方位疗愈效用，是难得的身心调理法门。

第二部分：休闲活动

人们总对休闲怀有迷思，觉得它是低价值行为。但这一观点颇为偏狭。

我们需要休闲，在强迫症疗愈中尤其需要。

许多休闲活动蕴含巨大的情绪调整能力，它不是在思维中求开解，而是通过富趣味性的沉浸式体验，自然地调理自身状态。当我们在思维湍流里终日挣扎时，尝试让自己全身心地沉浸在休闲体验中，反而是对强迫症患者的锻炼、挑战。我们能在这些体验之中，清洗麻木的觉知、平复疲乏的心灵，还能在不经意间，与其它视角、维度碰撞，成为更丰富圆融的人。

在此推荐四类很富效用的休闲活动。

一、沐浴

看到这第一项，不少人可能会哑然失笑。

沐浴其实是解压、安神的良方。

英国一个研究团队耗时两年，跨越 135 个国家，对 1.8 万人展开了一项"休息调查"，研析受访者心中最有助于休息的活动。在这份调查中，"沐浴"排在第七位，大多数受访者认为，沐浴让他们感到十分放松，他们用了许多美好的词语来形容这

一体验——自由、满意、温暖、美妙、澄明、平静、安全、治愈、宝贵……[1]

从这些词语中，可以真切地感知到，沐浴对我们产生的疗愈效用。

淋浴间，在热水流经身体时，人们的注意力大多被水流带来的愉悦、温暖感受占据着。温热的水流洗涤灰尘、污垢，室内的水蒸气升腾，令人舒缓的香味唤醒嗅觉，让身体的感受先行，为思维放空降压。洗净自身的过程让人倍觉清新与轻松，像是日常的庆典。

泡浴也是一场小型仪式。在浴缸内放满水，选择自己喜爱的浴盐、精油，让它们慢慢随着水流游走混合，形成特有的脉络。泡沫浸没身体，脸部被蒸汽扑打。在水汽氤氲的浴缸内，只有仿佛被蒸汽膨胀化的弱小水流声，一切都令人松弛、安宁。当洗完澡，从浴室出来时，扑面的新鲜氧气，送来一片清凉，内心也随之振奋、怡悦。

不要将沐浴当成例行公事，感知其带来的舒畅、愉悦，让水流冲刷拧结的情绪，在温腾的水汽中放松下来，迎接焕然一新的自己。

---

① 克劳迪娅·哈蒙德. 深度休息[M]. 向鹏，译. 北京: 中信出版集团，2020.

二、音乐

音乐可以让人快乐，我们都知道这一点。

我们能在音乐中，被带动、被焕活。

借助断层扫描与核磁共振成像技术，学者们发现，听音乐所带来的巅峰情绪体验，能够让脑中的纹状体系统释放多巴胺，这是与欣快、兴奋情绪有密切联系的神经递质，可以强化大脑的奖赏效应。[1] 当我们听到让自己分外愉悦的音乐时，大脑中与动机、奖励、情绪、唤醒相关的区域会被刺激。[2]

因此，我们听到喜欢的音乐，也会像吃到美食、获得奖赏一样快乐。

当我们因强迫症而痛苦时，不需要说话，不需要思考，只需播放音乐，就能让乐律浸润全身，给我们以源源不断的活力、能量，带我们离开情绪低谷。

但需要强调的是，要选择带来愉悦感受的音乐，那些让人愤怒、伤感、惊惧的音乐，还是等我们康复之后再欣赏吧。平日里，善用音乐 APP 的音乐推荐功能，多去寻找治愈、欢快主题的歌单，便能找到许多音乐宝藏。

---

[1] Valorie N Salimpoor, Mitchel Benovoy, Kevin Larcher, et al. Anatomically distinct dopamine release during anticipation and experience of peak emotion to music [J].Nature Neuroscience. 2011 online edition.

[2] Anne J. Blood, Robert J. Zatorre.Intensely pleasurable responses to music correlate with activity in brain regions implicated in reward and emotion[J].National Academy of Sciences. vol. 98,no. 20,11818-11823.

有许多音乐人的纯音乐作品非常舒缓、轻和、富于疗愈性，如先前所提到的神山纯一、广桥真纪子、央金拉姆等，有兴趣的话，可以听一听他们的作品。推荐一首我常听的曲子——广桥真纪子的《風の歌》（风之歌）。她有两首同名曲，个人更喜欢收录于专辑《自律神経にやさしい音楽》（对自律神经温柔的音乐）中的这一首。想要精神重启、自我净化时，我便会播放这首曲子，立时进入一个新世界：在一片广袤的原野中漫步，温暖的微风吹拂全身，精神中的尘垢都被春雨洗净，我成为了崭新的存在。

这就是音乐的能量。

三、倾诉

别忘了，我们先前提到过，研究表明"给情绪贴标签"能够减轻焦虑、平抚情绪。除了写日记，倾诉也是将感受以语言表达的"贴标签"方式，因此，它也有减轻焦虑、调适情绪的出色效果。

不过，要选择合适的对象倾诉，如果向话不投机的朋友倾诉，倒可能起反效果。和亲近的家人、朋友聊天，将烦恼、喜悦都告知他们，也倾听他们的故事，在一来一往的诉说中，我们能够得到令人舒适的安全感。这样欣快的谈话、聚会，让我们置身于小小圈子的守护中，被关注与支持围绕着，自然而然会生发出力量与勇气。

四、亲近大自然

在先前所述的 1.8 万人休息调查中，"亲近大自然"是第二受喜爱的休息方式。它能深度舒缓人们的情绪，使人平静下来。甚至有实验证明，单单观看大自然的图片，就能让手术后的病人心情更为放松，减少服用止痛药的数量。[①]

（顺带一提，最受喜爱的休息方式是"阅读"，但因强迫症病友思维受到阻滞，便先将其放下，待下一章学会正确调整思维后，再讨论阅读的方法、效用。）

当我们身处大自然之中，和风裹挟着绿意，拂过身体，鸟儿的鸣唱在叶间低回，青草沁出的气味于四野里起伏，光晕缓缓流动于此间，怀抱我们的一切，与我们融为一体，温腾出丰润的生气，我们的心绪便会被缓缓地给养、抚慰，将大自然的能量蕴藏于心间。

病友们可按自身喜好，选择适宜的休闲方式，轻松、自然地进行情绪调整。我们大可以将这所有体验灵活地组合起来，

---

① Ulrich, R. et al. Exposure to Nature and Abstract Pictures on Patients Recovering from Open Heart Surgery[J]. Psychophysiology:Journal of the Society for Psychophysiological Research. 1993, 30, S7.

为自己创造一个节日：和家人、朋友在周末一起踏青，走在一片青翠中，听听悦耳的歌曲，和同伴们聊聊天，尽吐心中烦忧，回家之后，让热腾腾的水浴和美食慰藉自己，在内心升腾节日的礼花。

我们还有太多可能性，尝试得越多，便越能体悟到休闲的妙用。

控制感官

现在，来到自我控制的第二步，也是不少人难以意识到要复原的一步。

当强迫思维逐渐在脑中筑起囚笼时，我们的感官其实也渐渐受限了。我们忙于思维争辩中，就像被漩涡卷入大海深处，五感都被包围的海水所阻塞，不论外界发生了什么，声光色味皆被水流掩盖着，都是虚焦而模糊的。

重度强迫症患者往往对外界环境不敏感，因为强迫思维基本占据了我们的全部的注意力。当注意力大半被思维引走时，感官自然会麻木、迟钝、退化，这不仅仅影响学习、工作、生活，还会让我们更难痊愈——感官越钝化，我们便越被困于强迫的囚笼里，则强迫症更为严重，又使感官再钝化。在这样的恶性循环中，外界被虚化，苦痛被放大。

假使我们能在训练中"焕活"感官，便能打破强迫症的围困，更为沉浸于生活体验中，那就像从水底探出水面，让光线与清风抚摸我们，触碰明朗清晰的世界。那是在强迫症爆发前，我们可以轻而易举感受到的世界，现在我们要把它找回来。

　　值得强调的是，和"控制情绪"一样，"控制感官"不代表感官每时每刻都要维持在高度敏感的状态。我们的感官可以达到高度敏感的状态，也可以保持松弛的状态；可以强调某一类感知，也可以轻松地调换到以其它感知为主。

　　我们需要的，不是强迫性的控制，而是恢复对感官灵活的调控力。

　　一、单一感官

　　我们首先进行针对单个感官的训练，尽力让单个感官恢复得敏锐而清晰 ——"敏锐"指能灵活地捕捉各类信息，"清晰"指能清楚感知信息的丰富细节。

　　训练方法是：在自问自答的帮助下，运用单一感官，细致地感受某个对象。

　　举一些例子帮助理解。

　　我们训练视觉时，可以先扫视大环境，将目光聚焦于有趣的事物，边观察，边自问自答："它由哪些色彩组成？是怎样的质感、光泽、形态？表现出什么特质？给人以何种观感……"在自问自答的帮助下，感受逐步深入，磨炼感官的敏锐度、清晰度。

　　我们训练听觉时，可以听音乐、环境音、影视作品等。以听曲为例，边听边问自己："节奏把控如何？人声有何种特质？是怎样用乐律调动情绪的……"

嗅觉方面，可以拿香水作为训练道具。香水本就具有前中后调，分几个鲜明气味阶段，层次清晰，嗅闻的感受更丰富，过程也令人愉悦。当然，在家时闻闻手边事物的味道，比如茶水、书本、笔墨、布料等，亦是很方便、奇妙的体验。

触觉方面，手边事物皆可用于训练。我们可以把不同的物件放在面前，闭上眼睛触摸、拍打、搓揉，通过颗粒感、软硬度等特点，在黑暗中体会殊异的质感，也是很有趣的感官锻炼法。

在具体训练时，随个人喜好还能变化出许许多多方法，只要掌握核心要义"自问自答""巨细无遗"即可。

二、感官转换

这是训练多感官之间转换的能力，即将主要注意力从某一感官转移到另一感官的灵敏度。我把这一训练称为"十秒轮盘"。

方法很简单：将主要注意力集中于某一感官，用其感受尽量多的内容，维持十秒钟；随后，把主要注意力转移到另一感官，也同样尽力地感知。

针对味觉、嗅觉等进行训练，可以事先准备一些锻炼道具。在感官转换的过程中，感受甚是奇妙，也很耗精力，要量力而行。

三、多感官感知

这一训练，是锻炼我们同时运用多感官时的把控力。

在此提供两种训练法。

1. 观看影视作品

影视作品是听觉、视觉两种感官刺激源的结合体。在观赏影视作品时，我们便可抓住机会，尽量清晰、灵活地感知其中的视听元素，训练多重感官的灵敏度。

2. 脑内重演场景

通过重演场景的方式来挑战、验证自己的多重感受力。

比如，看电影后，尝试在脑海中重现某一片段的视听效果。这一过程就要依靠感知力、想象力、记忆力的配合，是一项综合性挑战。在重演之后，我们再次播放原片段，了解场景重演与片段的贴合度，把握自身感知力的水平。

我们每时每刻都处于多感官刺激的环境里，当我们身处家中、教室里、公园内、火车上等环境中，我们的各类感觉器官都持续地受到多种多样的刺激。只要形成了感官锻炼的意识，每分每秒都是我们的训练场，随时随地都有感官优化的机会。

情绪、感官训练对比

通过对比不难看出，相较于情绪训练，感官训练更为随性。

这是因为，情绪控制需要有针对性地解决焦虑问题，将强迫症状的催动力消解。而感官训练的目的，主要在于将钝化的感官复原。

再说得本质一些，感官训练部分，难的不在于解决感官迟钝麻木的问题，而在于发现自身存在这一问题。 病友们在强迫症影响下，习惯了感官钝化的生活，一旦这种状态被点破了，就像纸窗被戳了洞，要揭开它也就不难了。

我的故事

"同情"是我身上成熟最早的情绪。

上小学的时候，每个中午都要回家休息，最期待的不是吃饭，是看动画《小蜜蜂找妈妈》。每天一集，每集小蜜蜂都要死一个同伴。所以我总是边看边哭，但又一定要看。

看《搭错车》的时候，为死去的老狗哭。

看《金刚》的时候，为死去的大猩猩哭。

妈妈说我过分敏感——"你妈死了你都不会这么哭！"

如果说情绪是内在感受，感官是外在感受，那么应该说，我天生地有较高的感受力，在快乐的日子里，它让我如处云端，在痛苦的日子里，每条感觉末梢都变为荆棘。

在我的体验渐次丰富的过程中，情感的主调逐渐转变。从好奇、懵懂、快乐变成羞耻、封闭、疏离。

"与其让这个世界拒绝我，不如自己先拒绝这个世界。"

高中时，我和朋友一起用手工刀自残。

刀刃划开皮肤，凉意带刺，随后发麻发烫，血珠从划过的伤口里渗出来，好像能把不安、动荡、呐喊带走。

我们两个互相看了看对方，笑起来，像完成一个仪式。

这不是好事，但又不知怎么，成了我脑中唯一的选择。

后来，因为遭遇校园霸凌，我转到另一所学校，剪了短发，下课就戴上耳机听摇滚乐，不交朋友。没有人欺负我了。

一次小组活动，我担任小组长，安排任务，但组里人不听我说话。下课后，我和他们起了争执。细节模糊了，只记得我冲出教室，躲在无人的角落里，没人经过，没人能看见我，我很安全。我缩在这个角落，边哭边用小刀在手臂上刻字："对不起"。

"我跟你们吵架了，对不起，我表现得很固执，对不起，我又一次让人讨厌了，对不起……"

我把自己和人群抽离，因为我害怕人群；我又把自己和自己抽离，因为我讨厌自己；又因为讨厌自己，却不能摆脱这个躯壳，我失去了快乐的能力。

最后，我自己也不知道该拿自己怎么办了。

那个时候，妈妈带我去看心理医生，诊断为抑郁症。

几年里，我见过很多心理咨询师，他们一遍遍告诉我："这不是我的错。"他们安慰我，让我想象一片安全岛，让我想象坐在椅子里的自己，对自己说话。

但我想要的不是那些，我逃不出来。

后来我去北京上课，准备考试，在情绪动荡之下，给自己剃了光头。这样的我，更不想出门暴露在任何人的目光下，每天躲在房间里，靠豆粉来补充营养。

爸爸来北京接我，陪我收拾东西回去。

他来的时候，我把自己裹在黑色衬衫里，木木然打开房间门。他看着我的头笑了："你怎么能自己把头剃得这么干净？厉害！"

我和爸爸一起回了家。从那之后，他们随我的想法，让我不用出门，在家准备考试。我得病后，爸爸就经常说："只要女儿高兴，怎样都可以。"

爸爸妈妈无条件地支持我，但情绪的荆棘还是缠绕着我，我不知道该拿它们怎么办，不知道怎样才能高兴。

就这样过了两年，强迫症爆发了。

爆发的那一瞬间，恐惧像虱子爬满我的全身。

我只是具行尸走肉，任焦虑和恐惧寄生于体内，密密麻麻地繁殖，将其它情绪、感受吞噬殆尽。

但我一直在自救。强迫症爆发当天，我就去找了心理医生。

她不知道我究竟得了什么病，后来的医生们也没能找到病因。

在咨询与咨询、检查与检查之间，我大量地搜查资料，确定自己是得了"强迫症"。相关的资料、书籍中显示，强迫症会促生大量的焦虑。我太明白这种感受。

焦虑侵袭我的时候，我像在被缓慢燃烧。

它让我无法控制自己的行动。

经历了无数轮焦虑的侵袭后，我隐约地察觉，要回到健康状态，首先要解决焦虑。

我开始尝试摆脱焦虑。

最初，我用游戏来减少焦虑：一睡醒就玩游戏，游戏结束后立即睡觉。这样的确能暂时脱离焦虑，但是，只要一不玩游戏，焦虑与恐惧立时缠上我。

后来，在我逐渐有余力观察自己时，发现自己与他人有极不同的两点：呼吸与体态。

这两处差异都是在强迫症爆发后产生的。

我的呼吸特别急促，在思维缠斗、焦虑侵袭十分激烈时，我甚至会在极度恐惧中屏住呼吸。这样不健康的呼吸模式对情绪的负面影响非常大，让我更为惊惧。

此外，在长期的紧张状态下，我全身绷得极度僵硬，面部五官常常紧缩着，两只手臂紧紧夹着身体，肩膀高高耸起并窝成弧形，肩膀和脖子之间的斜方肌变得十分厚实、板硬，使我更难舒展开来。在这样的体态下，情绪同样会受到损害，不自觉地更为紧张、焦虑。

因此，我开始有意识地调整呼吸、松弛身体。

在我状态相对平稳时，到了傍晚，妈妈会拉我出门散步，一起说说话，透透气，舒展舒展身体。

公园里，树与树之间展开一条环形的步道，路灯晕作一团团光圈，许多饭后散步的人，松松散散地跨着步子聊天。我们俩边说话边朝前走，我看着那些或明或暗的背影，突然发现，他们走路都要摆开手臂的。

这对我不啻是一种冲击，我向妈妈宣布这一新发现，妈妈被我震惊了——当然是震惊于我的无知。

"那你是怎么走路的？"

"夹着手臂走的啊。"

后来爸爸知道了这件事，还经常拎出来开我玩笑。

总之，我渐渐意识到身体对情绪调节的重要性，也通过种种方法，让身体松弛、舒展，缓解了心理负担。

但仅有这一方面的调整，尚不够，还需继续寻找消减焦虑的方法。我又尝试用音乐应对焦虑。

音乐太有效了。

二〇一五年春夏之交的一个夜晚，我被恐惧、焦虑、思潮绕得晕头转向，再难以支撑。我似垂死者般瘫在床上，下意识拿起一旁的手机，打开音乐软件，戴上耳机。

我立时被带入了另一个世界。

那个世界不存在恐惧，各生灵在自然中和谐共处，目之所及尽是绿意，喜悦与善意于空气间颤动，传入每个生灵的意识中。我知道，在这个世界，我会受到保护，我被允诺，能够永远在此间汲取能量，不被伤害，不受干扰，也能够在憩息后，圆满地离开此间，前往外界，无惧深渊。

语言不能描摹的狂喜、慰帖、平静。

我极度的喜悦，又极度的宁和。

这陌生情绪的暖流，随着乐律在体内流动。

那原来是一首"冥想音乐"。

虽然我一直是音乐爱好者，但在那个晚上，我才蓦然体悟到音乐对情绪的颠覆性能量。在乐律的环绕中，我调整了躺姿，双手平摊，闭上双眼，自然而然地开始冥想。

在我这样做的时候，神奇的体验出现了。

我明显地感到心跳与呼吸放缓，紧紧攥住我心脏的那股力气逐渐松弛了，呈现爆炸满溢状态的思绪点点滴滴被清理，还有点玄妙无法解释的是，在我身体里冲撞的气流也开始逐渐和缓、沉淀。

我曾在初中有过冥想体验，同样用了观息法。那时候，只觉新奇，说不上有什么变化。

但这个晚上完完全全不一样。

我想，正是因为我在狂风骤雨中，情绪极尽动荡，意识混乱破碎，才突显出冥想的奇妙之处——它给了我一个非思维、非情绪的精神支点，让我得以脱离思维、情绪的湍流，单纯地存在着。若用溯源系统的概念来说，它是我精神归元的法门。

从那以后，每当焦虑、恐惧极其激烈时，我都会在音乐中冥想，直至暴风过境。

在调息、冥想、锻炼之余，我仍持续地探索情绪调适的方法，并在长期的内观、实践中，能越来越得心应手地调理情绪，保持松弛、愉悦、平和的状态。

我少年时一直寻不到的答案，却在患强迫症时找到了 —— 我知道怎样能快乐了。

际遇多奇妙。

再说说感官控制。

强迫症初初爆发的那段日子里，我和周围的事物隔了一层厚厚的油膜，窒闷的情绪、思维裹缠着我，使外在感官处于"关闭"状态。在这层厚厚的油膜里，我更难挣脱强迫束缚。

但在很长一段时间里，我完全没有察觉到感官的钝化。踩在悬崖边缘的人怎顾得上这个。

清晰鲜活的感受第一次击中我，是在夜晚的沿海公路兜风时。妈妈开车载我散心，车轻缓地行驶在沿海道上，棕榈树来了又去，海在一旁静躺。

我目不转睛地盯着景色，机械地睁大双眼，捕捉所有运动的色彩。那只是对健康状态的拙劣模仿。真正的我，缩在恐惧的暗影里，聚焦于脑中重复的声音："不要陷进强迫思维！"

但妈妈一直和我说话，我游离的精神抓住这些词句，稍透了会儿气。她问我这几天感觉怎么样。

我正需要这个表达的契机，将一切打碎、重组。

我吃力地在文字间打转，想法从脑中流到嘴里，又形成音节吐出，在情绪流泻、话语成型之中，突然间，我像从水底探出水面，混沌的响声、模糊的视线在一瞬间破开了，清凉的空气拍打面庞，大海的水汽灌入车窗，在皮肤上扑腾、翻滚。兴奋。雀跃。我的感官被清洗了一遍，此时此在久违地跳动着。

这一瞬间击中了我。

在无杂念的表达中，强迫思维退减，我的五感又一次触碰到世界真切的轮廓。

就在那一刻，我明白了，强迫症爆发后，我一直在用钝化的感官活在虚化的世界里。我需要把清晰的世界夺回来。

我开始每天做训练，尽自己最大的可能去感知世界，去听、看、触、闻，将包裹我的油膜一层层撕毁，将震颤的感官平抚、清洁、擦拭、打磨，世界一点一滴地聚焦起来，呈现在我眼前。

第六章

阶段三：控制思维

——解决环状思维

训练意义

在上一阶段，我们已经学会控制情绪和感官，从水底浮出水面，触摸到更加鲜活的世界。

在这一阶段，我们要解决一个更为核心的问题——思维控制。

思维是强迫症袭击的重灾区。

缺乏思维控制力的我们，思维断断续续，思路纠缠混乱，思考仓皇急促。当我们说话时，缺乏清晰逻辑，颠三倒四；当我们书写时，行文繁杂凌乱，仿佛被什么追赶一般，常有大段缺乏层次的语句，看着就能感受到扑面而来的压迫力。原来能轻松阅读的文段，现在要且读且缓；原来能轻松理顺的事情，现在要过千关万隘。

我们变了，但只能无力地面对这些变化。

现在，我们可以重新掌控思维，寻回更好的自己。

控制思维，便要克服环状思维，而它又是强迫症的主要症状，此阶段的重要程度可见一斑。

虽然重要，却并不难 ——因为控制思维所需的技能，我们在前面的阶段已经掌握了。

训练内容

要控制思维，需从两个部分着力：

1. 调整思维内容 —— 想什么

2. 重建思维能力 —— 怎样想

调整思维内容，并不是让我们束手束脚，连思想都要阉割，而是教我们如何在思考时，跳出环状思维的循环。重建思维能力，顾名思义，就是提升我们被强迫症削弱的思维能力。

我们要先调整思维内容，再重建思维能力。

这就像重建思维宫殿前，要先将砖瓦的材质选好，再着手重建一砖一瓦。

那么，我们现在开始建造宫殿的第一步，调整思维内容，跳出思维循环。

第一部分：调整思维内容

区分衍生思维、自主思维

首先，我们要分清两个概念："衍生思维"与"自主思维"。

衍生思维是强迫思维，自主思维是非强迫思维。

有人可能开始糊涂了："引念、反引念不都是自主思维的一部分吗？我们一直在自主地对强迫症进行一连串思考，怎么能说强迫思维不是自主思维呢？"

在这里，我们对"自主"概念的定义出现了差异。

再重申一遍，"概念"只是思考的支点，投射出我们不同的认知角度。重要的是，我们是被支点带入歧途，还是用支点走向通途。

在溯源疗法中，衍生思维与自主思维的概念定义如下：

衍生思维：由焦虑、元恐惧被动催生的思维；

自主思维：不受焦虑、元恐惧影响的主动思维。

我们环状思维中的引念、反引念，不论内容、形式如何变化，都是由焦虑和元恐惧被动催生的。正因为害怕、紧张，引念进入内心，又同样因为害怕、紧张，我们抗拒引念，产生反引念。在焦虑和元恐惧的作用下，源源不绝的引念、反引念形成环状思维，使我们陷入无限的思维循环中。

如果说衍生思维是重重叠叠的圆环，那自主思维就像自由发散的曲线。它是健康的思维方式，不受焦虑和元恐惧的影响，清晰、平稳地随自身的动向发展着。

由于我们现下思维能力弱，容易受干扰，所以"自主思维"需要以"心理支点"为具体内容。也就是说，我们要将自己设定的目标、计划作为自主思考的内容。在强迫症痊愈后，便可以自由地进行自主思考了。

需要强调的是，即使在强迫症中，我们也没有丧失自主思考的能力，虽然比以前艰难得多，但我们仍然可以自主思考。但是，在强迫症爆发后，我们的引念、反引念迅速涌流出来，占领了自主思考的空间，在我们还没反应过来时，已然踏上衍生思维的循环轨道。在一片混乱里，我们也难以辨析思维内容的差别，只得任由惯性带我们在轨道上绕了一圈又一圈。

如果我们不区分思维轨道，就会一直困在循环的轨道中，无法逃脱。

要踏上回家的路，就要有路标，知道哪条路能走，哪条路不能走。对衍生思维、自主思维的区分，就是我们需要的路标。

现在，我们已有了路标，知道要避开"由焦虑、元恐惧被动催生的思维"，要选择"不受焦虑、元恐惧影响的主动思维"，步入正确思维轨道的第一步达成了。接下来，我们便可以通过"思维调整四步走"，跳出环状思维轨道，进入自主思维轨道。

思维调整四步走

调整思维轨道的整套动作，可细化为以下四个步骤。

一、觉察

首先，明确衍生思维、自主思维的区别，树立调整思维内容的意识，带着这样的认识进行日常生活。

其次，我们要保持内观，以便在开始产生衍生思维的时刻，及时觉察到它。

当我们处于焦虑、恐惧状态中，脑中突然涌现许多引念、反引念时，立刻捕捉到这一变化。

二、调息

当觉察到衍生思维出现后，开始深呼吸。

它能第一时间帮助我们平缓焦虑、调适情绪，将环状思维的催动力消解。此外，它能让我们更为平和、松弛、理性，有利于我们进行自主思考。

如果衍生思维过于强烈，无法平静，就运用冥想，帮助我们清理杂乱思绪，进入平和状态。待状态好转后，结束冥想，继续深呼吸。

三、定念

我们深呼吸着，开始进行自主思维，思考自己的目标、计划，将思维落实在要做的具体事务上。此时，自主思维往往难以稳定，要一边深呼吸，一边将自主思维一个字一个字地"定"下来。

绝不能求快，那还是在焦虑、元恐惧的追赶下思考，会让自己更加混乱，容易踏入环状思维轨道。一定要搭配着深呼吸，慢慢地、平稳地、一字一字地进行自主思考。假如我们对目标、计划印象模糊，便翻阅自愈日记进行重温，或用书写辅助思考。

四、行动

当我们明确了自己要做的事时，便开始行动，抓住心理支点，推进事件线。

若只思考不行动，没有确切事务占据我们的注意力，没有锚点固定游移的自主思维，我们很容易重新陷入思维旋涡。

因此，一定要以切实的行动，帮助自己站稳自主思维轨道。

行动带领自主思维，自主思维亦引领行动，二者配合着突出重围，展开有序生活。

"思维调整四步走"就是跳出环状思维的要诀。

这一方法要在环状思维一次次产生时，一遍遍重复执行。

为什么我们掌握了调整思维的方法后，环状思维还会产生呢？

我们不能本末倒置地看问题，环状思维的根源是"紊乱的自我系统"。正是在这样无序、失控的自我系统中，产生了元恐惧，促生了环状思维。虽然我们学会跳出环状思维、运用自主思维，但根源问题没有解决，我们仍然对自己恐惧的事物恐惧着，在每日的分分秒秒中，我们仍然会一个闪念，就跳入环状思维的循环中。此外，我们大多已形成环状思维的惯性，自主思维也经常卡顿、跳脱，难以顺畅地进行思考。因此，我们仍会不知不觉被环状思维带跑。

这时候，就要将"思维调整四步走"再施行一遍，重新调整状态，回到思维正轨。

值得欣喜的是，随着方法一次次实施，我们在面对恐慌侵袭时，会越来越熟练、沉着，调整思维所需时间会越来越短，被侵袭的次数也会越来越少。

这是因为，大脑是具有可塑性的，会因不同的体验而变化。

当我们长期重复环状思维时，会刺激相关神经细胞、强化相关神经连接，形成环状思维惯性，让我们的思维下意识地循环往复。

我们要打破这一惯性，便要长期、多次地重复"思维调整四步走"，矫正思维走向，在脑中逐渐形成、强化新的神经连接，重塑大脑神经回路，摆脱环状思维惯性，形成自主思维惯性。

在习惯养成后，我们就能顺畅地进行自主思维，持续行驶于正确的思维轨道上。

第二部分：重建思维能力

我们的自主思维能力并没有丧失，但它的确被削弱了。

在惊惧中，不少病友的思维速度已变得过快。我们害怕稍有一个闪失，就进入了环状思维的循环，在下意识间，思考变得快速而潦草。但这样做并不能摆脱环状思维，只会让思维质量下降，让自身精疲力竭，让进入思维循环的可能性提高。此外，我们在持续的环状思维中，习惯了急促而碎片化的思考方式，在专注于思考重要、复杂、艰深的内容时，我们的思维便显得松散、破碎，难以组织成清晰、连贯、有序的思路。

我们的思维能力已被破坏，需要重建思维能力，将其复原。

以下的这些方法，能使思维变得清晰、连贯、有序，帮助我们重建思维能力。

一、自问自答

自问自答这一方法，模式规整、简单高效。

因此，用它来重启思维能力是再好不过了。

一早起来，就以自问自答开始："今天要做什么事？从哪件事开始做？"伴随着这样的自主思维，开始一天的生活。在推进事件线的过程中，我们会面临许多需要选择、规划的问题，抓住这些挑战，用自问自答活络思维。

在刚开始时，会常常出现停顿和恐慌，便运用"思维调整四步走"，让思维重回正轨。感觉组织想法很困难时，就写在自愈日记中，用文字辅助自问自答，继续自主思维。

二、深度阅读

深度阅读包含眼神聚焦、阅读、理解、推断、记忆、想象等元素，是对思维能力的高强度综合训练。

但正因为它的训练强度高、训练范围广，所遇到的障碍也更多，往往因常"触礁"而难以坚持。在深度阅读时，我们的眼神难以聚焦，常常虚焦走神，脑中各路思绪拉扯着我们的注意力。在这种状态下，理解、推断、记忆、想象都是和强迫思维对垒的持久攻防战，很劳心耗神。

所以，我们可以在"自问自答"的方法运用熟练、流畅后，再进行深度阅读训练。有了先前的锻炼基础，就会轻松许多。

在阅读时，如果走神或无法专注，便冥想一会儿，再继续阅读。如果感觉坚持不下去了，不用一味勉强，待到状态更好时再继续训练。最好在阅读后，用自己的话简述内容。它不仅锻炼思维能力，还能让我们明晰思维能力的水平、进展。

我们已厘清了深度阅读的方法，还要落实到阅读内容选择上。

深度阅读和普通阅读的区别就在于，其充分锻炼了我们的综合思考能力。要达到这一效用，重点在于选择适当的阅读题材、难度。

建议在初始阶段，选择优秀文学作品阅读。这类作品难度适中，可读性强，富于画面感，极具震撼力，不仅能提升思维能力，还能培养阅读兴趣、熏陶审美意趣、提升文学素养、丰富认知维度。在思维能力逐步提升后，可再广泛阅读其它体裁作品。

三、想象力练习

想象，也是活化思维的极好方式。

许多天才人物在思考问题时，都是凭想象在脑中进行运算、推演的，人们称其为"思想实验"。爱因斯坦的光线实验、"薛定谔的猫"佯谬、"缸中之脑"假想……这些发现，借由想象力横空出世，颠覆认知。

传奇科学家尼古拉·特斯拉（Nikola Tesla）在其自传中向我们展现了想象的惊人能量。

"当我产生一种想法时，我就立刻在脑中构图。我会在头脑中修改其结构，改良设计，并操作起这套装置来。是在头脑中开动涡轮机还是在车间里对它进行实验，这对我来说无关紧要，反正都是想象中的行为。就连涡轮机失去平衡的细节，也会在我的想象中出现。不管怎样，我想象中发生的情况和实际中发生的情况是一样的，其最后结果都一模一样。通过这种设计方法，我能快速地将想法付诸实践并加以完善，而不必接触任何实际事物。直到我再也找不出缺点，将所能想到的一切合理改进都完成时，我才会把形成于脑海中的作品在现实中制作出来。"①

多奇妙！我们也可以活用想象力，激发自身的思维潜能。

想象练习可以随时随地进行，毕竟其不需要任何工具。

我们可以观察路人，从他的穿着、神态、行为等元素中，想象他的故事；我们也可以想象，最让自己雀跃的一天会是怎样度过的，会发生何等奇妙的事情；我们还可以想象，完全不属于这个世界的存在，会给世界带来怎样的变化；我们

---

① 尼古拉·特斯拉. 特斯拉自传[M]. 夏宜, 倪玲玲, 译. 北京: 北京时代华文书局, 2014.

亦可以开启属于自己的思想实验，尝试用全新的思路解决世界难题……

尽情挥洒自己的想象力吧，说不定能就此开启一个新纪元。

四、限时推理

推理已经是对思维的深度挑战了，限时推理会把对思维掌控的要求提升到更高标准。方法很简单，找一道有趣的推理题，开始倒计时，在限定时间内推理出答案。

在推理过程中，要争分夺秒地梳理脉络、挖掘线索、整合信息，并根据所得信息进行推演，所需理解、想象、记忆、推理能力缺一不可。正因如此，它能够全面地提升思维能力。

我们可以在线上搜索有趣的推理题，也可以购买推理专题书籍，内含上百道推理题，每天做一道，在短短数分钟内，让思维能力迸发。

五、脑力游戏

现在有许多专为大脑训练设计的游戏，都很富趣味性、可玩性，对提升思维能力很有帮助。

像"脑与脑"[GEIST（Memorado）]就是设计简洁、功能多样的优质脑力游戏 APP。其中有针对记忆力、专注力、逻辑性、语言能力等进行训练的各类小游戏。我们还可以通过阶段性训练解锁测试，通过数据、图表明晰能力进展、水平排位、长处短板，再根据这些信息反馈，有针对性地进行训练，高效提升思维能力。

但要注意，尽量选择较高于自身水平的难度进行训练，而不是单纯为了趣味性驻足，这样才能有显著效果。

总的说来，思维复健的过程有挑战性，也富趣味性。

我们已慢慢升级，已能使用前两章所学到的技能——内观、调息、冥想、自愈日记、心理支点、事件线——重建思维控制力，每一步都为下一步奠定了基础，值得为此而自我表扬一番。

还有一件更值得庆祝的事：即使思维规律无法拂逆，当我们换个角度去审视、研究它时，也能发现突破口，劈开一条新路。

以思维之力，化思维之灾，甚是奇妙。

我的故事

"你在想什么？"

"什么都没想，我脑子一片空白。"

这是我和我妈时常重复的对话。

当她木着一双眼睛不说话时，我会问这句话。

她也就这么回答。

这两句话就透射出两种思维生态。

当我看到谁坐在那里，什么事都不干的时候，我就假定他在思考，他的存在此时被思维占据着。

这一预设来源于我爸。

和我爸说话时，他经常突然就不回话了，或者很久才回应一句，对着文稿、手机、书本，或是敛目垂首，或是吞云吐雾。问他怎么了，他说"在想事情"。

在这方面，我遗传了我爸。

从我记事起，只要醒着，我就无时无刻不在琢磨事情。我见不得空白的时间，如果时间空着，而我不用什么东西填满它，那简直是酷刑。于是，我的思维自然地成为了时间的填充物，于四处漫溢。

但我妈不一样，她轻而易举地进入了一种"空无"的状态，发呆就是发呆，脱离于思维地存在着。至今我不明白她怎么做到的。

妈妈一直不理解，为什么我被欺负之后就缓不过来，而她还过得好好的。她说她以前被孤立，孩子们不仅不跟她玩，还拿扫把涂她脸，她都不当一回事。

在强迫症爆发后的第一、二年，我几乎不与外界接触，那么，与外部世界的失衡就无从谈起。但当我独自待在自己的房间时，我还在为过去所困，情绪的荆棘不得松解，思维持续着自我厌弃的惯性，所有的伤口仍在渗血。

用量子力学的时髦话说，此刻的我，其实是过去、现在、未来的"叠加态"。

我猜想，我妈能战胜校园暴力，也许和她"神游太虚"的能力不无关系。当她发起呆来，时间的链条不再将她束缚，她能进"空无"里喘口气，或者丢几袋精神垃圾进去也未可知。

如果问她秘诀，那就是"我也不知道，不去想就行了"。

问题是，当我想着不去想时，我就在想了。

这就着了强迫症的道了。

强迫症病人的思维生态是 —— 今天开始不能再想它了坏了我

181

怎么又开始想了我该做点什么不去想它不行不行脑子越来越乱了振作起来你可以做到的从现在开始断念断断断念念念不不不不越抗拒那个念头越强烈了……

极快速不带标点符号没有停顿全天候无间歇地循环。

那个让我万分抗拒的念头是："思维能让骨头萎缩。"

二〇一〇年十月的一个下午，当我对着镜子审视自己时，这个念头突然在脑中闪过。好巧不巧，我其时又对"吸引力法则"深信不疑（核心理念为"信什么来什么"）。

轰地一下，脑内"强子对撞"了。

什么萎缩不会萎缩那我怎么觉得脸部骨头变了好像有哪里不一样了如果真的变了怎么办骨头怎么会萎缩呢那为什么我脸上有奇怪的感觉啊我不会真的开始萎缩了吧我该怎么办我会死的会消失的我要死了……

思维从四处漫溢变为互相扭拧疯狂繁殖，原先的自我厌弃被黑洞洞的恐惧吞噬，动用全身的力气也只能在思维露出的寸许空隙里喘息。

当我熟悉的思维生态，于顷刻间膨胀、变异，把自己往沼泽深处拖行时，我觉得自己已经疯了。

我走到卧室，在床上坐下，以一秒钟一抽搐的方式甩着头，我想把这些令我极度恐惧的思维甩出去，让它们中止、停下，可怜可怜我吧……

我打电话给家人，哭喊："我不想活了怎么办救救我……"

爸爸妈妈立即赶回家，他们不知道为什么，我会突然变成那副样子——说话断断续续，无法正常思考，抽搐式地甩头，哭嚷着骨头在萎缩自己会变成怪物死去。

我也不知道为什么。

我不知道发生了什么事，不知道我怎么会有那么那么那么多，多得要在我体内炸开的念头。我用尽极限的力气把它们压下去，但这就和"把自己举起来"一样，不可能实现。

思维引爆之后，是无止尽的连环轰炸，将脑中的残渣碎瓦炸成粉末，又将它们搅合成无数湍流，在我脑中转动、摩擦、碰撞。外界声音与画面在动荡，于表面凝视我，那鲜活、跳动的种种，瞬间与我分割。

后来，我勉强能在轰炸中把控住神志，开始寻找出路。

"要活下去，把思维压下去。"

但我沮丧地意识到，人类不可能突破思维的矛盾特性。"抗拒思维"就是"抗拒天性"，我的前路是一条死路。

我困在死路与死路之间，回不去也出不来。

那段日子，我在虚浮里找不到落脚处，痛苦却切切实实、无处不在。放任思维，会让恐惧加剧，抗拒思维，又让病情恶化——想是错，不想也是错。"是"与"非"都是错，逻辑之门关得严丝合缝，怎样在"错"与"错"的空无间生存？

既然活一天就受一天罪，与其被动受罪，不如主动试错，即使受的苦多得多，也要将自己的问题研究透。

有一天晚上，万物静沉沉，我独自和强迫症对抗，几乎溺死在思潮里。我的世界里，一切都在晃荡，在粉碎，在毁灭，我只能尽心凝神，将思维的线索一字、一顿地掘出来。突然，"自主思维"和"衍生思维"的区别闪现在脑中——"反抗、安抚思维都是恐惧的衍生物，只会助长强迫思维。健康的思维应是超脱于这所有的自主想法"。

喜悦的热潮瞬时漫溢全身，心灵轻盈而雀跃地搏动。

我下意识地明白，这一发现能拯救我。

它像一把尖锥，能刺中思维圆环，将其撬出裂缝。

在过去，我从不会对自己的想法分类，遵守"顺其自然"法则时，便听任想法繁殖、奔腾、碰撞。殊不知，在强迫症爆发的那一刻，我已踏上错误的轨道，若继续行进，只会困于无尽的循环中。

我抓住这一闪念，立时把它记录下来。

就这样，在死路与死路间，我凿开了一条新路——隐藏的思维轨道，展露于眼前。

但怎么跳上那条轨道，又是难题。

我已处在思维惯性中，思维循环高速运转，跳也跳不出去。在平日里，思维本就如野马脱缰，不受控制，在焦虑、恐惧、混乱中，思维控制更是"不可能的任务"。

轨道与轨道间阻隔重重。

想法与行动间横亘鸿沟。

要越过鸿沟，只能尝试、尝试再尝试。

一次次奋力跨越，又一次次瘫倒于焦虑、恐惧之中。在多次失败后，我开始自我怀疑，退回原来的位置，放弃自我控制。然而被思维啃噬的痛苦，又让我再一次尝试。

在这无数次尝试之中，我逐渐摸索到了正确的模式。

这便是思维控制法的雏形。

焦虑会让思绪更加散乱，需要以调息来平抚情绪；自主思维在思维湍流中孱弱无力，需要靠行动来引导、强化；在混乱中的行动，容易失去方向，需要用心理支点来引领行动……

在数年的思索、调整、细化中，实践精炼为经验、经验精炼为模式，最终凝聚成"四步走"形式。

此时，思维能力也在破土重生。

强迫症爆发后，我的思维能力一落千丈。考试时，大脑空转，搜肠刮肚也倒不出东西；读书时，字与我之间，真正是咫尺千里，没读几字，双眼便模糊、虚焦，思绪脱轨至九霄云外。

还是要一步步来。

先学着组织脑内语言，从一个字一个字开始，这个字组织明白了，接下一个字，慢慢砌起来一句话，这就是胜利。一天下来实在煎熬，但在强迫症的湍流里，不逆流而上，就会被卷回去。只能一天天坚持下来。

思维逐渐活络之后，我开始抓住一切机会，进行深层次、综合性的思维训练。

坚持深度阅读，实在似恐高者攀高峰一般，眼睛虚焦着，思绪拉扯着，神志震颤着。即便这样，也一步一步爬上去，一字一字读下去。

看影视作品时，以多重维度训练思维：从场景布置、人物架构、对话设计、镜头走位等方面，立体地观赏分析。这种锻炼方式，集娱乐、复健于一体，省下了专门打磨思维的时间。

到后来，我开始在冥想时做"极限想象"（自创活动）。播放富感染力的音乐，闭上双眼，任想象力奔流，创造出极具冲击力的幻彩世界，穿梭于海底、原野、太空，或超脱此在的时空，粉碎固有边界，出入超验之境。

在日复一日的练习后，我的思维能力已全数恢复，甚至比患病前状态更佳：如今，只需轻轻一跃，所思所想便能跨越千关万隘，携我遨游四宇。

我还有了意外收获——丰富、奇妙的梦境。

我梦见世界尽头的废弃花园，于湖畔浓雾里孤峙，当我在花园河道中泛舟漂流时，被急流冲往悬绝的瀑布，又俯坠至瀑下深潭，潭底有十数巨人矗立，黑影幢幢；又梦见在山脉间度假时，两旁绵延不绝的山峦全数崩塌，地表开裂，我在绽开的裂痕间全速奔逃；梦见在玛雅遗迹雨林中行船，钻入丛林深处，于远古建筑群间漫步；还梦见烟灰色的大理石房间内，深红色帷幕拉开后，现一方群山淡远、天高地阔的妙境，琴音随落英流泻，醒来仍可记下旋律。

这是缓慢生长结下的果实。

我的思维宫殿虽然一夕间被摧毁了，但如今，又起了亭台楼阁、灌木迷宫、立柱喷泉、空中园林。我得以长久地在此处徘徊、踱步、休憩。

第七章

阶段四：松弛型自我控制
——解决强迫型自我控制

训练意义

我们由"自我意识"阶段踏入"自我控制"阶段，通过情绪控制、感官控制，收获了更平和、松弛的自我，更生动、明晰的世界，又通过思维控制，跳出环状思维轨道，进入自主思维轨道。

我们已在强迫迷宫中走了大半路程，如今在前往解决元恐惧的路上。

但是，在这里，我们还要解决一处隐蔽的机关。如果不掌握应对它的方法，便会在自我疗愈的道路上进退维谷。

这就是"强迫型自我控制"。

"强迫型自我控制"和"松弛型自我控制"

在前几个阶段，我们学会了情绪控制、感官控制、思维控制，本是对强迫治疗有益的事，但控制不得法反而会让我们精疲力竭，难以为继。

这种起反效果的自我控制，我称为"强迫型自我控制"。

更具体地说，**强迫型自我控制是：为了逃避环状思维，强制性地转移注意力，迫使注意力维持在高强度水平的自我控制模式。**

走路时，强迫自己全程观察外界环境；看剧时，强迫自己追踪光影的分秒变化；读书时，强迫自己完全专注于一字一词……这都是强迫型自我控制。

这种行为模式，是由过度恐惧导致的。虽然学会了自我控制，但生怕一不注意就又坠入强迫循环，所以强制性地让自己完全集中注意力，一刻都不敢走神。

为什么强迫型控制不可取？

一个苹果在桌上，我们要将这个苹果移到眼前，明明是轻轻一推就能轻易完成的事情，偏偏要用力地攥住它，使劲摆在前面。虽然都达到了目的，但两种方式付出的精力差异巨大。

这第一种情况，是健康状态；第二种情况，是强迫型自我控制。

处于健康状态时，我们不会时时刻刻监视自己的注意力，强硬地进行自我控制。健康人不会有这样的自我要求，甚至难以想象这一状态出现的缘由。这就说明，强迫型自我控制不可能带领我们进入健康状态。

不仅如此，它还会让我们重回强迫状态。

人一般能高度集中注意力数十分钟，长时间、高强度的强迫型自我控制是超负荷的自控模式。若我们持续运用强迫型自我控制生活，终会因过度耗费精力而难以为继，重又滑入强迫深渊。

再进一步说，这种自我控制，其实是另一层面上的强迫思维、强迫行为。

强迫型自我控制仍是元恐惧的衍生物，是在焦虑与恐惧下慌乱衍生的自我控制手段。我们以为是在自我控制，其实仍是在自我强迫。我们要彻底从强迫症中痊愈，也要让这样的强迫思维、行为消失。

因此，若要真正摆脱强迫束缚，进入健康状态，便不可继续这一自我控制模式。

当然，相较于以前，这一模式是有进步的，但面临着随时崩盘的危机。我们只要将过程简化就能看出端倪。

不做自我控制的应对模式：

元恐惧产生→环状思维转动→对抗环状思维→环状思维运转加速→强迫症状恶化……

强迫型自我控制模式：

元恐惧产生→环状思维转动→强制转移注意力→心力交瘁，难以维持→重回环状思维轨道……

从上面的模式对比中，我们可以看到，强迫型自我控制的大致思路是对的，但实践方法出了错误。差之毫厘，谬以千里。

健康人并不会如此自我控制，但对强迫症患者而言，只要有可能恢复至正常生活，便愿意花大力气维持这一状态。因在一片灰暗中，寻不到正确的道路，这一模式便像是唯一的出路，可惜它是条死路。于是，它成了疗愈路上的陷阱，使病友们病情迟迟难有好转。

应该走上一条新路了。

我们真正需要的是"松弛型自我控制"。

松弛型自我控制，即松弛、平和的自我控制模式。

这也是趋向健康状态的自我控制模式。

回想我们心理健康时的状态：当我们不愿对某一想法多费

心思时，往往自然而然地就能调整思维的探照灯。

这正是松弛型自我控制致力于达到的境界。

让我们继续看看，究竟要怎样做，才能实现松弛型自我控制。

训练内容

松弛型自我控制模式

首先，我们要了解松弛型自我控制的特点和形式，以进行正确的实践。

松弛型自我控制的主要特点是"松弛、平和"，这就是它和强迫型自我控制的核心差异。

在前文，我曾说过，强迫型自我控制的大致思路是对的，但实践方法出了错误。错误就在于，我们没有在实践自我控制时，保持松弛、平和的状态。

在强迫型自我控制时，我们一直在强迫、催促自己进行自我控制，不敢让自身有一刻松懈。我们的自我控制，仍处于恐惧的阴影下。

保持松弛、平和的状态，就完全不一样。它能让情绪稳定，让思维明晰，让自己不再处于被追赶的惊惶状态，而是稳步前行，一个是"被动"，一个是"主动"，只有化被动为主动，才能掌握自主权。

接下来，我们看看松弛型自我控制的具体模式。

这也是一个环形结构。但和强迫症的恶性循环相反，它是良性循环，会让自我控制能力逐步提高，状态愈益好转。

松弛型自我控制模式

进行情绪控制，进入松弛、平和状态→环状思维侵袭→进行情绪控制、思维控制，恢复稳定→推进事件线→环状思维减弱，但再次侵袭→进行情绪控制、思维控制，恢复稳定→推进事件线……

这个过程和"思维调整四步走"有相似之处，但"四步走"是专门针对思维调整，"松弛型自我控制"是综合性的自我控制宏观框架。

进行松弛型自我控制，并不能一蹴而就，而要松弛、平和地保持自我控制，坚持在一轮轮侵袭后重整状态，继续生活。

长期坚持这一模式，我们将复原自身各项能力，形成强有力的神经回路，愈发顺畅地进行自我控制。随着时间推移，我们得以在坚持但松弛的过程中，经历愉悦、可持续、螺旋式的上升，逐步进入理想状态。

　　如果对这一阶段的自我控制模式已经熟悉，那便说明，我们可以大踏步向前，去消灭元恐惧了。

　　那么深呼吸，做好准备，要踏上阶段五的旅途了！

我的故事

"今天坐车去市内一定要坚持这个方法去感受蓝天白云清风让自己彻底醒过来!"

我走向学校的大门口。

"道路旁的柳树是黄中偏绿稍稍带点形态也很好修长看着舒服门口停了几辆小车直接坐上去。"

我坐上车。

我把脸转向窗边。

外面的色彩更丰富,景色流动,可以占满我全部注意力。

今天,我跟自己辩清楚了,要尽力吸收外界的信息流,激活全副感官,把自己从困局里拽出来。

车子启动起来,光影迅速向后退。

"橄榄型的树叶叠着阴影泛蓝光斑原来是这样泛滥开越上头越明黄底下更绿层层叠叠的细长草叶好看路这边应该扫扫了灰尘大前面车底都成土黄色天气真好不冷不热的不要想骨头出来慢慢一切都能好的看天空也很明……"

感受力高、再高、更高！专注、继续专注、一刻也不能停！

我全副身心依附于极速流变的景色中，连眼睛都不敢多眨，警惕着，紧绷着，内心却惧怕着，忧虑着。苦苦支撑的意志已出现裂缝，濒临破碎，环绕周围的颜色、温度、声音、气流被解构成了仓促、单薄、颤抖的一颗颗粒子，在极近与极远间摆动，让声、光、色、味随之扭曲、变形。

一切都如常，一切都在哀嚎。

哀嚎得过了头，便成为尖叫。

意志终于在无声的尖叫里粉碎了，我径直下坠到空荡荡里，强迫思维又张开无数触手，将我从头缠绕至脚。

我又一次错了。

那是患强迫症的第五年。

在自我疗愈中，我经历的是"指数级"生长，初时极慢，无经验、无指引、无方法，一切都在悄无声息地积累着，随后越来越快，所有生长的"点"相互联结起来，融汇为强大的自愈系统——"质变"在第七年浮现，强迫症完全疗愈正是在这一年。

到第五年时，由于没有解决深层问题，又全力尝试自救，强迫症正极猛烈地反扑。那时的我，还只走了一小半程，前行方向，全在"坏"和"更坏"间做选择。但我总愿意相信，自己选的路是好的。如果不那样的话，路便走不下去了。

再切回第五年，说说那时的疗愈进程。

当时，我反反复复卡在"自我控制"部分，从先前的经验中，我逐渐认识到自我控制的必要性：不自控，则失控，谈何自愈？

但理念与行动的鸿沟再次出现。

每天每天，都是开头一幕的重演：看电影时，我研究每一个细节，琢磨着字幕，便忽视了画面，注意了画面，又忽略了字幕；读书时，和一个一个字较劲，读得头疼脑热，却见山不是山，只见三竖一横；日常生活中的自我控制，更是一场场激烈的败仗，打得自我四分五裂、分崩离析。

无数次失败，让我怀疑起自我控制的合理性。

但放弃自我控制，又让我再次失控，病情恶化。

如此这般，我就在"实行自我控制"与"放弃自我控制"间前进，后退，再前进，再后退……数不清来来回回了多少次。

虽然焦急、困惑、无望，我也坚持情绪控制、思维控制实践，发展这两项能力。

将能做到的做好，比什么都不做要强。

正是持之以恒的行动，凿开了"强迫型自我控制"的突破口。

调息、冥想、伸展、按摩、休闲……我用各类方法来保持平和、正向的情绪；在思维调适的进程中，思维亦越发流畅、活跃、清晰。在情绪控制、思维控制逐日发展，最终轻车熟路的情况下，点连成了线、形成了面、构成了体，"松弛型自我控制"得以浮现，凝炼成型。

实践反哺理论，一切是水到渠成。

从我这一维度的故事中，更能体会到，强迫症疗愈进程，是内在各部分有机联系的一整个系统——局部的不足，会阻碍其余各部进展；局部的成长，又推动着余部发展。

柔和、有序、系统的方法，恰恰是我在粗暴、无序、片面的方法中试错、比较、分析、整合后所形成的。

第八章

阶段五：应对元恐惧

——解决原动力

训练意义

在前面四个阶段，我们已经学会应对焦虑、环状思维的方法，并突破了强迫型自我控制，达到松弛的自我控制状态。此时，环形模式中的障碍物只剩下原动力 —— 元恐惧。

虽然我们能够运用自主思维，但元恐惧的威胁依旧存在。

在紊乱的自我系统中，它仍然占据着庞大的空间，发出震耳欲聋的回音。我们仍然会为恐惧的事物而焦躁、不安，仍然会在一闪念间，被元恐惧推动着开始思维循环。

不解决这一问题，我们心中的刺就还留着，让我们坐立难安。

在前文，我曾提到过恐惧的"流动性"。

重温这几段话："我们的恐惧对象，与'认知''认同''本能'紧紧关联着，有先天、后天之分。有些恐惧，是与生俱来的，如'怕蛇''晕血''恐高'；有些恐惧，是后天形成的，如对'渎神''病菌''吞咽口水'的恐惧。

在一天天的生活中，随着自我系统的流变，认知、认同的变化，恐惧的对象也在发生着变化——原先害怕的，如今也许不再害怕；原先不怕的，如今也许极为惧怕。

此外，在这些恐惧的背后，可能还含有更深一层的恐惧。

比如在害怕'渎神'的背后，是害怕自己受惩罚、家人受牵连；在害怕'病菌'的背后，是害怕病痛、死亡；在害怕'口水吞咽'的背后，是害怕他人的侧目、嘲笑……"

有些恐惧，是极难被消除的，因其与我们本能密切联系着，我们将其转化为隐性恐惧，不影响日常生活即可。

而有些恐惧，的确可以被消除，如锁门恐惧、余光恐惧、演讲恐惧等，它们可以随着认知、认同的变化，随着自我系统的优化而消减，甚至消失。

不论我们的特定恐惧是否能被消除，在这一章，首先通过改变元恐惧应对方式，将元恐惧逆化，使其向隐性恐惧转化。

既然要将元恐惧逆化，便要降低恐惧值、提高恐惧激活阈值、提高恐惧耐受度、改变恐惧应对方式。

在第五阶段，我们要做的是：降低恐惧值、改变恐惧应对方式。

想必读者看到这里，会有疑惑："为什么不在这一阶段提高恐惧激活阈值和恐惧耐受度？"

因为恐惧激活阈值和恐惧耐受度深深扎根于自我中。这两部分，连同恐惧认知、认同的改变，都会在下一章"构建优质自我系统"内集中解决。

元恐惧的对象可说有无数种，每个人的特定恐惧都不尽相同，我们难以将其一一列举，也并不需如此列举。

重要的是，总结其发展模式，得出元恐惧的特点与核心，再根据特点、核心将其击破。接下来，我们就来研究元恐惧的发展模式 ——"四重元恐惧模式"。

四重元恐惧模式

在前文，已详述了恐惧如何转化为元恐惧，但并没有详细说明元恐惧本身的发展阶段。我想，一时间信息过剩，容易使读者感到混乱。

在这一章，我们需要对此进行深入剖析了。

元恐惧是动态的，会随着病况的变化而发展。其发展分为以下四个阶段。

第一阶段：对特定事件的元恐惧

由于惧怕特定事件可能带来的负面效应，产生对特定事件的元恐惧。

我们在脑海里抗拒特定事件的发生。

第二阶段：对特定思维的元恐惧

由于特定思维和特定事件的关联性，产生对特定思维的元恐惧。

我们抗拒特定事件，并抗拒可能引发事件的思维。

第三阶段：对环状思维的元恐惧

由于环状思维所带来的痛苦，产生对环状思维的元恐惧。

假若应对失衡，这一元恐惧便会催生新的环状思维，导致强迫泛化。

第四阶段：对强迫泛化的元恐惧

由于强迫泛化所带来的痛苦，产生对强迫泛化的元恐惧。

假若应对失衡，这一元恐惧也会催生新的环状思维，使强迫范围变广。

在分析自身元恐惧时，不需纠结于元恐惧数量的多少，应明晰思路，抓住核心，区分自身所处阶段。

在这一模式中，每上升一个阶段，元恐惧的范围便会相应增大，但前面阶段的元恐惧并不会随着阶段上升而消散。

每个人的元恐惧发展并不都是一、二、三、四阶段兼有，若将各个阶段标号为1，2，3，4的话，1，1→2、1→3，1→2→3，1→3→4这些发展状况都有可能出现。

此外，在强迫泛化产生后，又可能再出现新的阶段一、阶段二等，就不在发展模式中另外体现了，毕竟后续发展并没有脱离以上所述"四阶段"模式。

我们看看虚构朋友Z的故事，加深对这一模式的理解。

Z 的故事

第一阶段：对特定事件的元恐惧

Z 是特别内向、害羞的人。他害怕的特定事件是"吞咽口水被别人发现"。因为他觉得这会让别人对他产生负面印象，也会让他尴尬、困窘，所以 Z 相当抗拒这一事件发生。自从意识到这一问题后，吞咽口水这件事，就成了他心头最沉重的负担，搅动无数思潮。

"是不是又要吞口水了? 感觉嗓子眼里有口水涌出来了。"

"不会的，控制住……"

"假如控制不住的话，那就太丢人了……"

"吞咽声音不会太大的，别人注意不到。"

"万一注意到了呢? 会怎么看我?"

此时，"吞口水"这一特定事件，引发环状思维转动，使他不得安宁。

第二阶段：对特定思维的元恐惧

一旦抗拒这一事件，由于思维的矛盾特性，脑中自然而然产生了"吞口水"这一想法。不妙的是，"吞口水"的念头会让自己更频繁地分泌唾液，导致恐惧的特定事件发生。这样一来，特定思维就和特定事件产生了关联。

Z 便开始极为抗拒这样的思维。

"不想吞口水……"

"不要想了，越想口水分泌越多！"

由于"反弹效应"，被抗拒的特定思维反扑，让脑中充斥着以"吞口水"为核心的引念。Z 极力遏止这一念头，却压制出一轮又一轮的思维循环。

此时，Z 的内心出现了双重元恐惧，既具有对"吞咽口水"的元恐惧，又具有对"吞咽口水相关想法"的元恐惧。

第三阶段：对环状思维的元恐惧

在思维的斗争中，Z 陷入了死局。

他越挣扎越被紧紧束缚，生活被压缩得只剩恐惧。

由于强迫症状带来的极大痛苦，他对环状思维产生了强烈的恐惧，这导致了强迫症进一步恶化。

"假如这些止不住的想法又出现在其它事情上，怎么办？"

"假如……"

此时，他脑中开始出现各种荒唐的想法，他试图反抗，但又被更可怖的想象反扑，他再尽力反抗……

就这样，对环状思维的元恐惧，导致他产生了新的环状思维，强迫泛化出现。

第四阶段：对强迫泛化的元恐惧

原有的口水强迫已让 Z 痛苦难当，新的环状思维又让他倍受熬煎。

此时，他意识到，强迫症状仿佛有"传染性"，能传到任何让自己恐惧的事物上面，这更让他万分惊惧。这一"传染"的过程，便是强迫泛化的过程。对强迫泛化的抗拒和恐惧，又让他脑中产生更多环状思维，使强迫泛化加剧……

Z 的故事，展现了元恐惧层层升级所带来的危害。

小小的一个念头，就这样激起了连锁反应，最终异化为囚禁 Z 的精神地狱。

疑难点剖析

1. 第一阶段也有对思维的恐惧，和第二阶段有何差异？

第二阶段中对特定思维的元恐惧，和第一阶段中对衍生思维的反抗，不是一回事。虽然两者都表现为对思维的抗拒，但其核心是不一样的。

在第一阶段中，对特定事件的元恐惧引发了衍生思维。此时，对衍生思维的反感源于对特定事件的元恐惧，并不是对衍生思维的元恐惧。如果是的话，那就要归类到第三阶段，即对环状思维的元恐惧。

在第二阶段中，元恐惧触发的条件是"特定思维可能引发"元恐惧事件。所以，对于特定思维的元恐惧，其实也来源于对特定事件的元恐惧。

但两类元恐惧的核心不同。

第一阶段的元恐惧 —— 我不想让这件事发生。

第二阶段的元恐惧 —— 我不想让这件事发生；我不想让"能触发这件事的思维"产生。

2. "不愿想一个特定词语"，为什么是"1 → 2"的元恐惧模式？为何元恐惧发展中总存在第一阶段？

某些人对元恐惧的发展阶段可能有疑问："我是一开始不愿想一个特定词语，就是不愿产生一个特定思维啊，不应该直接是第二阶段吗？为什么元恐惧发展模式中都存在第一阶段？"

我们来剖析下这一情况。

你不愿想这一词语，换句话说，你抗拒让这一词语在内心出现。那么，为什么不愿让这一词语在内心出现呢？

这有许多可能性，有可能是因为这一词语引起了害怕、厌倦、烦躁、恶心等情绪，我们惧怕它可能带来的厄运、对自身的亵渎、对神的亵渎，我们厌烦它在脑中不断重复的状况……这些词语带来的负面效应，其实都是特定事件。

所以，即便是抗拒特定思维出现，也是存在第一阶段的。

这就是为什么，在元恐惧发展四重模式中，总是存在对于特定事件的元恐惧，亦即第一阶段。

继续分析，在"我不愿想某一词语"这一案例中，又不仅止步于第一阶段。

正是由于我们对这一特定事件的元恐惧，让我们发展到了第二阶段。因为我们不愿想的这一词语，能够触发第一阶段的特定事件，所以，我们产生了对这一词语，亦即对这一特定思维的元恐惧。这便是第二阶段的核心元恐惧。

因此，一开始不愿想一个特定词语，是"1→2"的模式。既有对特定事件的元恐惧，也有对特定思维的元恐惧。

现在的我们，获得了对元恐惧发展模式的较深理解，要如何破开四重元恐惧的束缚？

还是立足于元恐惧的发展模式来应对。既然元恐惧有四重阶段，那么我们就针对这四重阶段寻找对策，对症下药。

虽然看上去复杂，但其实较为简单。

当我们仔细分析时，不难发现，这四重元恐惧逐步发展、环环相扣。第二重元恐惧是因第一重元恐惧的危害力而产生的，如果我们将第一阶段的恐惧值大幅度降低，那么第二阶段的恐惧程度自然会被削弱。

第三阶段是对环状思维的元恐惧，我们已经学会了应对环状思维的方法，便相当轻松了。第四重元恐惧又是因第三重元恐惧的威慑性而产生的，那第四重元恐惧便可迎刃而解了。事实上，只要灵活运用松弛型自我控制，就可以顺利应对许多问题。

我们已经在一阶段一阶段的升级中，掌握了许多技能，应该对自己有信心。

　　至于对自身元恐惧类型的定位，我相信病友们心中都有数。我们自己是最能感知元恐惧核心的人，跟随内心来判断元恐惧所处阶段，从而进行自我治疗吧。

训练内容

应对第一重元恐惧：对特定事件的元恐惧

两类事件元恐惧

我们从先前的说明中已知道了，对特定事件的元恐惧是由于特定事件存在的负面效应而产生。我们可将这负面效应看作"惩罚点"。

比如对恐艾、恐狂犬病强迫症患者来说，得了艾滋病或狂犬病是难以忍受的事情，患上这些病症所带来的身体病变、他人的歧视、死亡的阴影就是特定事件产生的负面效应。对害怕自己持刀伤人的病友来说，持刀伤人给他人带来的痛苦、自身受到的惩罚就是负面效应。对患口水强迫症、余光强迫症的人来说，吞咽口水或自身视线所带来的尴尬局面就是负面效应。

由上面的举例，我们可以看出，特定事件的负面影响强度不同。

我们恐惧的特定事件，主要有两类：发生概率小但负面效应大的事件、发生概率大但负面效应小的事件。

一般说来，负面效应严重的事件，发生概率也相当的低；而发生概率较高的事件，负面效应也不那么严重。如患上艾滋病、狂犬病、遭遇空难这些事件的负面效应是相当大，但发生概率极低；吞咽口水、余光游移这些事件的负面效应小，但发生概率更高。

因此，我们在自我疗愈时，可根据事件性质的区分，做有侧重性的应对措施，以达到更好的效果。

我们都明白，由于紊乱的自我系统作祟，强迫症患者的元恐惧无法用思维撼动——该说的道理已对自己说尽了，再说便还是陷入衍生思维的窠臼。

我们需要换一个角度解决问题了。

既然难以用思维应对元恐惧，那就用行动来解决它。

我们可以从两方面采取行动：

1. 降低元恐惧事件的发生概率；

2. 减少元恐惧事件的负面效应。

仔细想想，我们对特定事件产生的元恐惧是源于其负面效应，如果事件发生的可能性降低了，其带来的负面效应也被消减，我们的恐惧程度就能被大幅度削弱。

对于发生概率小而负面效应大的事件，我们以降低恐惧事件发生的可能性为主；对于发生概率大而负面效应小的事件，我们以减少恐惧事件带来的负面效应为主。当然，如果两方面措施都做得很好的话，会对提升安全感、降低恐惧值更有帮助。

与其在脑中做无用的思维搏斗，还不如行动起来，为自己修堤筑坝，抵御元恐惧袭击。

第一重元恐惧应对方式

第一部分：降低元恐惧事件的发生概率

这部分用一句话可以概括："防患于未然"。

但是具体到如何防患，很多人会因缺乏思路而踌躇不前。

想不到方法时，就去搜索资料、阅读书籍，以打开思路。最好把可行的方法写在自愈日记中，既能有效辅助思考，也能提醒自己行动。

应对不同的事件有不同的方法，在此不能一一列举，朋友们可参考下文的思路进行头脑风暴，设计出高效的预防措施。

有恐艾强迫症的话，我们在手术、输血等情况中注意医疗卫生，不进行无保护措施的性行为，在性行为前检查安全套质量，让伴侣提供体检报告。

　　有恐狂犬病强迫症时，我们应避免和流浪动物接触，触摸宠物前确保其已注射狂犬疫苗，或者直接去医院进行狂犬疫苗暴露前接种。

　　锁门强迫症的病友们可以养成一个习惯，在锁门的同时，把自己锁门的过程用手机录下来。录像会显示拍摄时间，使我们确悉当天已锁门。当害怕没锁门时，便可播放录像让自己安心。我们还可以安装可视门铃，它会以视频形式实时推送可疑情况，确保财产安全。

　　如果患有余光强迫症，难以控制自己的视线，在空闲时便可多练习控制眼部肌肉，这让我们能更自如地调整视线。在我们快要因慌乱而游移视线时，还可以运用情绪、思维控制法，让自己回到松弛、平和状态，恢复对自我的把控力。

　　只要认真思索，很多元恐惧事件是可以找到方法预防的，只在于我们愿不愿意思考与行动。与其消极恐惧、被动煎熬，不如积极预防、削除恐惧。

第二部分：减少元恐惧事件的负面效应

　　在这一部分，我们通过减少事件带来的负面效应来削弱元恐惧。可从两方面着手进行：

1. 减少事件产生的负面效应；

2. 增加正面效应以消弭负面效应。

以下举例说明，我们领会思路之后，学着思索、安排相应措施。

一、减少事件产生的负面效应

不少口水强迫症患者觉得吞咽口水声音大，让别人察觉会相当尴尬。虽然，我们难以减少吞咽口水的频率，但是，我们可以减少其负面效应，让它不那么可怕。

平常一个人时，可以多练习让吞咽口水声音减小的方法。比如，吞咽的时候让喉部肌肉放松，使吞咽过程更为顺畅，吞咽声音亦会随之减小；吞咽的时候，把头放低也能让吞咽更为容易，声响更为轻；我们还可以在吞咽口水的同时动一动、喝点水，让其它响动掩盖吞咽口水的声音。

如果在学习工作时，余光让自己感到很困扰，我们也可以行动起来。在所坐的位置设一些"壁垒"，摆放一些书籍、用具挡住余光；发型许可的话，试试用两边头发遮住余光视线；还可以调整自己的位置，移到最有助于专注的角度，来让自己更为舒适。

这些措施、技巧，不花力气、不费时间，便能消减事件发生的负面效应，让恐惧值降低。

二、增加正面效应以消弭负面效应

我们还可以通过增加正面效应的方法来抵减负面影响。

如患有洗手强迫症时，要是害怕不洗手会染上疾病，那么不妨从增强身体免疫力做起，通过健康饮食、科学锻炼、规律作息增强体质，减少罹患疾病的可能性，增加安全感。

患有人际关系强迫症时，总担心自己的言行给他人带来负面印象，让自己非常紧张、焦虑。我们可以通过增强人际交往能力，来消弭这些不安。

针对人际交流进行书本、视频等学习，丰富这方面的知识，并练习各类技巧来弥补交流时的不足，增进人际交往的能力与信心。我们还可以在网络上交友，不需面对面说话，隐去自己的身份，在更舒适、安心的环境下锻炼交际能力、增长交际自信，从而逐渐提升正面效应，消减负面效应。

看完这些措施、技巧后，我们也可以抓住核心思路，设计方案，稳步行动，切实地削弱元恐惧。

假如实在想不出可施行的措施，也不要着急。在下一章，我们会进行自我重建，从根源处解决难题。

应对第二重元恐惧：对特定思维的元恐惧

引发特定思维元恐惧的三项原因

特定思维之所以会引发患者的第二重元恐惧，原因有三：

1. 思维对元恐惧事件具有引导性

此处的元恐惧事件，皆指自身行动，如"破坏""非礼""伤人""自残"等。此处所说的"引导性"，是思维对行动的指向性，并不直接导致行为发生。

在我们的日常生活中，一般是先行思考再做行动。我们习惯以思维为行动指明方向，因此，我们的许多思维对行动是具指导意义的。如果某一特定思维持续地在我们脑中闪现的话，我们难免惧怕自己会做出其所指向的事情。

2. 思维会催生元恐惧事件

当我们想到"吞咽口水"的时候，往往会加速分泌口水。在这类情况下，思维的确会催生元恐惧事件。

这类特定情况，都反映于身体上，是思维的躯体化表现。

有些人想到某些特定事件，就会出现不同的躯体化表现，如流泪、心惊、心慌、心痛、头痛、胃痛、呕吐等。医学上有一类疾病被归类为"心因性疾病"，便是由心理引起的生理病症，如斑秃、皮肤病、肠痉挛、乳腺增生、心肌梗死等，都会因情绪、思维的变动而产生。

这些变动，又会让病友对特定思维更加抗拒，使强迫症更为强化。

3. 认为思维会催生元恐惧事件

需注意的是，第三项原因和第二项原因有本质差异。

一个是"**确实**思维催生了元恐惧事件"，一个是"**认为**思维会催生元恐惧事件"。

在这类情况中，思维与元恐惧事件的关联性，是建立在"假想"的基础上。

比方说，对宗教虔诚的人认为渎神想法会带来惩罚，想象中的惩罚与特定思维捆绑在一起，让其极度惊惧。

还有些人相信"吸引力法则"，认为"相信什么就会吸引什么""思维聚焦的东西会到来"。在这样的认知框架下，正面的思维会带来正面的境遇，但负面的思维也会带来负面的境遇，这便让特定思维具有了惩罚性。

从患者本身的角度看，这些思维带来的惩罚都是极真实的，因而也极具威胁性。

这三项原因，让特定思维与元恐惧事件形成关联，促使第二重元恐惧产生。

在往下进行前，我想先宽慰一下这些被奇怪念头折磨的病友们。

要知道，即便脑中一直闪现为自己所不容的念头，也并不说明我们的本质是邪恶的。遭遇这样的思维折磨，正是因为对自我要求严、标准高，生怕自己成为罪恶的一分子，这恰恰说明我们本心是满怀正义的，脑中一遍遍强迫性回荡的犯罪念头，反而是正义感所致的内心震荡。

接下来，我们看看如何应对第二重元恐惧。

第二重元恐惧应对方式

假若我们已通过各类措施，降低了特定事件的发生概率、削弱了其负面效应，那对事件本身的恐惧值便已被降低，对特定思维的恐惧值也会相应降低。那么，应对第二重元恐惧也就轻松许多了。

在第二重元恐惧中，对特定思维的元恐惧，都是因思维和我们惧怕的特定事件产生了关联。我们要继续降低对关联思维的恐惧程度，还是要根据产生思维元恐惧的三项原因，对症下药来寻找解决方案。

听上去复杂，但令人欣慰的是，我们早已掌握了应对第二重元恐惧所需的技能了——这一部分主要运用松弛型自我控制来应对元恐惧。

现在详细说说各部分的解决方法，以及为何以松弛型自我控制来解决问题。

一、思维引导元恐惧事件的应对方式

我们之所以害怕思维会促使我们做出让自己恐惧的事情，是因为我们自信心不足、自控力不够、性格悲观多疑，以及这一思维持续在脑中重现所致。

至于自信心不足、自控力不够、悲观多疑的问题，都涉及自我系统构建部分，我们会在下个章节集中解决。

而思维之所以一再重现，是因为我们抗拒思维而产生了环状思维，我们已找到了它的解决方法——运用松弛型自我控制模式，处理频繁产生的念头，并持续推进事件线，继续日常生活即可。

二、思维催生元恐惧事件的应对方式

仔细分析思维催生元恐惧事件的状况，有两个共同特点：

1. 此类元恐惧事件都反映于身体上；

2. 此类元恐惧事件是由紧张、焦虑、环状思维催生的。

在这类状况中，脑中出现的念头本就会让躯体产生变化，环状思维又让这些念头一再重现，便会给身体带来持续性的影响，催生元恐惧事件。

环状思维所产生的紧张、焦虑也让我们难以自控，便会出现加速分泌口水、难以调整视线等状况；长期的紧张、焦虑亦会带来生理不适，甚或是心因性疾病。

既然原因在于情绪和思维，解决方法也明晰了起来——还是运用松弛型自我控制应对，平抚紧张、焦虑，跳出环状思维轨道。

三、认为思维催生元恐惧事件的应对方式

这种恐惧也可以分成两种情况：

1.害怕特定思维带来的内在惩罚：让我们产生反感、愧疚等负面情绪；

2.害怕特定思维带来的外在惩罚：给自己、给家人带来厄运等。

针对第一种情况，内在惩罚的核心便是特定思维催生负面情绪，我们还是运用松弛型自我控制，安抚情绪、调整思维。

针对第二种情况，此类想法无法被证实，但可以被证伪。现在，我们大可以发念："假设思维真的会带来惩罚的话，就在下一秒，让我的头发被削断。"

当然，并不会有任何事情发生。

人们的脑中总是有这样那样转瞬即逝的念头，假使思维会带来真切的惩罚，那么集合全世界的反社会念头，世界不早该被毁灭无数遍了吗?

但是，即便进行了这样的剖析，相信很多病友还是害怕特定思维会引来惩戒。那么，我们便从心理、行动两方面来减少恐惧 —— 进行松弛型自我控制，调整好情绪、思维，并通过行动降低元恐惧事件的发生概率和负面效应。如此多管齐下，平抚我们郁结的内心。

应对第三、四重元恐惧:
对环状思维、强迫泛化的元恐惧

第三、四重元恐惧应对方式

第三重元恐惧的核心是"环状思维",第四重元恐惧的核心是"强迫泛化"。但归根结底,第四重元恐惧还是由"环状思维"的威慑性而产生的。

因此,只要能解决环状思维,就能解决这两重元恐惧。

这两重元恐惧也只要运用松弛型自我控制来调适即可,它恰恰是解决环状思维的宏观框架。在松弛型自我控制这一良性循环模式的帮助下,我们能够平稳应对环状思维,对环状思维的恐惧便自然会淡化。

在处理泛化的元恐惧事件时,若感觉棘手,便仔细分析其性质,跟随本章应对思路来计划行动,加以解决。

　　在应对第二、三、四重元恐惧部分，可以看到一个共同主题：松弛型自我控制。毕竟和事件不同，思维本身就是精神产物，若要减少恐惧，也主要从精神层面着手。在本系统前几个阶段，我们已受过训练了，因此这一部分便显得分外的轻松。

　　病友们设计适合自己的应对方案时，可在自愈日记中，针对"元恐惧"设立一个专题，好好思考自身元恐惧所处的阶段，柔和、有序、系统地应对元恐惧，将推动铁环的原动力消释。

我的故事

在家里，我有属于自己的固定路线。

以我房间为起点，到对面洗手间的镜子前，停留，转身，到父母卧室梳妆台的镜子前，停留，转身，到父母洗手间的镜子前，停留，转身，到客厅的全身镜前，停留，转身，回到自己房间。

过几分钟后，再从房间出来，重复这一路线。

我会持续重复它，直到就寝。

第二天继续这一日程。

这不是迷信仪式，也不是鬼上身，是强迫行为。

但确实有不可见的手，在时时推我前行 ——元恐惧。

我怕死了"骨头萎缩"。

因此恨不得每时每刻检查自己身体各处，确保躯体不变形。

我又怕死了"骨头萎缩的念头"。

因为，我深信这念头会让骨头软化、溶解，加速躯体变形。

但当我怕的时候，念头就出现了。

所以，我越怕越想，越不想越想，越想越怕，只能在镜子前一再确认："这一刻还好，还能多活一刻。"

那时的我，是按"刻"活的。

再谈谈元恐惧在我身上的"游击战术"。

一开始，我坚信骨头会从脸部开始萎缩，在一年多的煎熬后，发现脸不但没小，反而还大了。心情稍有缓释，恐惧程度稍降。

后来，我觉得头顶会是骨头萎缩的重灾区——头发压着，骨头怕会越压越塌。因此，每日做事时，感受全聚在头顶，头发有一点风吹草动都分外敏感。过了几个月，头顶还没有凹下去的迹象，便放松了一些。

再后来，有天在床上光着脚的时候，我突然想到："骨头已经软了，脚底板天天和路面接触、挤压，会越走越矮！"我立时摸了摸脚踝，似乎有些平下去了，又觉天旋地转。终日瘫软于床上，不走路了，要坐轮椅了此余生。

再再后来……

当时的我，每日被强迫思维连环轰炸，又有元恐惧泰山压顶，还要应付考试、完成学业，苦不堪言。

"溯源疗法"是有序、系统的，而当时的我，没有指引，只觉浑身入刺，能拔一根是一根。因此，我在勉力平抚情绪、调适思维时，也在琢磨着，如何应对强烈的恐惧。

若不解决恐惧，情绪便载浮载沉，思维便分崩离析。

单靠安抚没有用，恐惧比焦虑强大得多；单靠说服没有用，又会陷入思维循环。因此，我换了一个方向进攻——通过行动，直接消减"骨头萎缩"的负面影响，当负面影响被行动逐步削弱，无限趋近于零时，我的恐惧自然就消退了。

明确了应对理念后，我设计了自己的行动方案。虽然不能降低事件发生概率，但我还可以通过正面效应来消弭负面影响。

恐惧骨头萎缩，我便牢牢抓住对骨骼好的补钙、拉伸、睡眠三要素。

每天早睡早起，咣咣咣喝牛奶，睡前尽全力拉抻身体，找着机会就踢腿，在家读书、看手机、用电脑时，直接改为在床上边压腿边进行，在外活动时，站着坐着都不含糊，立则拉伸脚踝，坐则极力抻腿。

每每为骨头萎缩的念头而紧张、惊惧时，我都用切实的行动打散忧虑：每喝一口牛奶，我的骨骼就强壮一点，每拉伸一回，我的骨骼就健硕一点，每睡一次好觉，我的骨骼就结实一点！

过了一段时间，我不仅没有萎缩，还长高了三厘米。

这是一颗定心丸，让我的恐惧程度直线下降。

当然，已根深蒂固的元恐惧尚不能立即消退，生活中磕着碰着都会让内心一颤，产生"万一……""也许……"种种猜想。

但是，我坚持从情绪、思维、行动三方面来应对元恐惧，在日复一日的坚持下，恐惧的程度越来越低、影响越来越弱，最终化为遥渺烟云。

　　就这样，我消除了元恐惧，那只不可见的大手消失了。

第九章

阶段六：构建优质自我系统

——解决强迫症根源

训练意义

自我管理

在上一阶段，我们已经改变了元恐惧应对方式，让恐惧值大大降低。在行动和松弛型自我控制的配合下，元恐惧向隐性恐惧逆转化。这是值得庆贺的阶段性胜利。

但是，即便在施行措施后，有些人还是会感到害怕，对特定事件、特定思维等对象的恐惧还是会爬上心头。这是为什么呢？

首先，这些事件、思维、情绪在脑中长时间盘踞，会产生一定的心理惯性，我们需要一段缓冲期来适应变化。

其次，我们虽然改变了元恐惧应对方式、降低了恐惧值，但并没能提高恐惧激活阈值和恐惧耐受度。对恐惧激活阈值和恐惧耐受度十分低的人而言，虽然恐惧值下降了，但仍未降至激活阈值和耐受度以下，恐惧仍然呈现显性状态，仍然会让情绪、思维产生动荡，带来紧张、焦虑感。

这些问题都会在本章中得以解决。

在紊乱的自我系统中，包括恐惧在内的各类负面情绪，容易被堆积、放大、强化，进而引发心理疾病。通过优化自我系统，便能从根源上整肃这一问题，从而将恐惧激活阈值、恐惧耐受度提高，让还在困扰一部分病友的显性恐惧转化为隐性恐惧，不再干扰日常生活。

不仅如此，我们还会在本章，学会对认知、认同进行深入调整，从而消除与偏狭认知、认同捆绑的恐惧，大大减轻内心负担，轻装上阵。

现在，我们已进入第三个宏观阶段——自我管理。

"自我管理"实是"自律"，是系统性的自我发展、自我调控。

有人会说："自律太痛苦了，怎么会幸福？"

这种观念恰恰是痛苦的起源。

千万不要将"自律"与"痛苦"挂钩，这恰恰投射出僵硬、死板的自我调控理念。社会上有一类不成文的共识，将"自律"与"吃得苦中苦"画上了等号，这便潜移默化地让人们想到"自律"，就想到"卧薪尝胆"，想到"悬梁刺股"，想到"军事化管理"，从而对自律产生了距离感、畏惧感。

此外，在我们尝试自律时，往往不得其法，"自律"成了"自虐"，当然难以坚持。几次失败之后，我们暗自下了定论："要自律，就要吃苦，自己吃不了苦，所以这辈子也无法自律。"

自律不等于痛苦，缺乏自律反而会带来痛苦。

因为缺乏自律，而在欲望与事务之间苦苦挣扎，完不成计划，养不成习惯，达不到目标，考试发挥不好，工作完成不了，人生不上不下……随之产生了无数压力、焦灼、愁闷、失落……这都是自律欠缺所带来的痛苦。

由此可见，进行"自我管理"的重要性。

但我们不能无秩序、无方法地进行自我管理，那往往会造成自我系统的进一步混乱。我们要稳步进入自动、自发、自如的自我管理状态。

但如何达到这一状态呢?

构建优质自我系统，便能进入这一状态。

"构建优质自我系统"和"自我管理"实是共为一体：构建优质自我系统，就是在进行自我管理；优质自我系统构建完成后，便能轻松、持久、高效地进行自我管理。

从强迫症自我疗愈的角度来说，构建优质自我系统亦是极具重要性的。

患上强迫症，实则折射出自我长久存在的问题，这一病症又在自我中留下了新的伤痕，假如这些问题不加以解决的话，又怎么能说完全恢复健康了呢？

自我既给予我们生理免疫力，又赋予我们心理免疫力。这一免疫系统中若是充斥着种种负面毒素，使自卑、消极、悲观、偏执大行其道，我们便还是困在暗无天日的内部世界中，无法逃离。

假若根源问题没有解决，心理免疫力没有提升，自我还处于低防御力的紊乱状态，后续的问题仍会纷至沓来，甚或让强迫症卷土重来。

因此，为了彻底疗愈强迫症，为了顺畅进行自我管理，也为了今后更怡然、美好的生活，我们需要构建优质自我系统。

它不仅能提供自我保护，还能协助我们高效发展，最终带领我们在内境、外境浪潮之上，保持动态的平衡，朝着光明的方向，幸福地航行。

训练内容

构建自我系统理念
——双向、拼图、内化

双向

外部世界 ⇌ 自我 ⇌ 内部世界

这是我们在前文知悉的关系式。

自我系统既是内部世界的一部分，也是外部世界的一部分。

自我系统既是内、外部世界的塑造者，又被内、外部世界塑造着。

因此，我们构建优质自我系统时，既要重视其内部环境，也要关注其外部环境，从内、外部环境中，对自我系统进行双向塑造，构建出自我的新天地。

在内部环境方面，我们将构建自我系统三架构，实行高效自我管理，灵活地自我调整、修复、发展，保持内部与外部的动态平衡。

在外部环境方面，我们将为自己搭建熏陶场，让自身在点点滴滴间接受正面影响，持续维护、滋养自我系统。

这样一来，我们通过双向塑造，得以构建一个更稳固、持久、有力的优质自我系统。

拼图

我们不用强制性、硬碰硬的方式，而要用温和、有趣、渗透的形式，慢慢构建自我系统。

不妨回溯我们的成长历程，获取灵感。

没有人童年时期和成年时期的自我完全一样。童年时，我们常常哭闹，总在寻求父母的关注与安慰，日子一天天过去，我们逐渐变得更为成熟、果决、独立。

人类的意识相当复杂，有时，仅仅一件小事就可以触发连锁反应，为以后的自我转折埋下种子，看似不相关的两件事也能在意识中产生千丝万缕的联系。在我们成长的过程中，深切的变化并非一蹴而就，往往是在一天天的生活里，缓慢而悄然地发生。

自我系统的构建过程，也是自我的成长进程，它应像完善

拼图一般 —— 今天的事件在自我中变换了数块拼图，明天的体验又变换了数块拼图，随着旧拼图消失、新拼图增多，整体图景逐渐改换成了新的样貌。这样平稳延续的自我变换，初看细微，甚至难以察觉，持续一段时间后，便有着翻天覆地的变化。

在我们意识到自我系统不足的那一刻，便已在自我系统中，暗暗地换上了一块新拼图，心底里隐隐有了新的方向和图景。但这还远远不够，我们还需要长期、有序的行动，一块块地拼就优质自我系统的宏大图景。

不能急于求成，要放平心态、拉长战线，把优化自我看作生活的一部分。需经长时间的坚持，于细微处，渐次地调整自己。如春风化雨，润物无声，缓慢而透彻地完成对自我的改造。

内化

"无法而法，乃为至法。"

这是清初画家石涛在《画语录》中所写，表现美学的至高妙境 ——艺术创作酣畅淋漓，不为法则所困，但每一笔一画皆表现出极深厚的功力。

在武侠世界里，也推崇不着形迹、纯任自然的武学境界。

《倚天屠龙记》中，张三丰教张无忌太极剑法，却让他将招式忘得半点不剩。因这样"才能得其神髓，临敌时以意驭剑，千变万化，无穷无尽。若有一两招剑法忘不干净，心有拘囿，剑法便不能纯。"《笑傲江湖》里，风清扬教令狐冲独孤九剑，与他说："你剑上无招，敌人便没法可破，无招胜有招，乃剑法之极诣。"

这些都是将功法融贯内化，熔于血骨中，才最终得以进入"无法而法"的化境。

在现实生活中，也是如此。

我们学英语，都从 A、B、C、D 学起，再到音标、单词、句子，在日复一日的熟习中，将其统统内化，方能运用自如。只有内化之后，我们在使用这一门语言时，才不会陷入"单字交流"的尴尬境地。就像我们说中文一般，要说什么、怎么说，皆自然地从脑海中涌现，交流时才能顺畅自如、侃侃而谈。

从英语到数学到理化生等各类学科，都是从单个"点"的学习开始，逐渐丰富认知储备，将点和点相互联系，最终融会贯通起来，形成庞大、灵活的知识体系。

这就是内化。

不单是学习，所有的自我发展历程，都要经历逐渐内化的过程。

许多人都知道孔老先生的这句名言："七十而从心所欲，不逾矩。"

"从心所欲，不逾矩"是因为本身已经到达了那一状态，所以怎么行事都符合本心，也不会乱了规矩。这便是将为人处世的法度全然内化，脱胎换骨地成为了理想状态中的自我。

优质自我系统的构建，也要通过内化，真正地"活"出理想状态。

内化，是建立优质自我系统的最终境界。

强行控制自己到达那一境地，只是强迫自己伪装，时间一长，伪装就难以维持了。就像从外面立了一个空壳，自己却撑不满这壳，无力支撑之时，便会被打回原形。其本质仍是内耗。

不内耗，而要内化。要从小处着手，由内部生长，轻盈松快、沉心静气、因势就形，通过每日点点滴滴实践，逐渐发展、深化所得，将其融入血骨之中，最终达到从心所欲、纯任自然的境界。

熏陶场
——外部环境

熏陶的传统涵义是 —— 通过长期接触某些人、事、物，而受到好的影响。

我们不妨换个角度看待这个概念。

当我们与他人接触时，所受的影响由何而生？他的存在 —— 外貌、气味、神态、动作、话语等等 —— 将各类信息以不同载体传予我们，我们通过感官将其接收。由此，他的存在便以各类信息的形式输入我们的自我系统中，并暗暗地施加着影响。与此同时，在种种交互中，我们与他人之间也存在着无形的信息、能量流动。（能量是物质/信息源给我们的不同感受与给养）

外部世界的人、事、物（物质存在），便这样通过信息、能量的形式，对我们施加了影响，催生了变化。（在这里，我们讨论的是"耳濡目染"，是物质"接触"而非"摄取"，因此主谈信息、能量形式的影响。而物质摄入的部分，会在"饮食习惯"处加以讨论。)

既然熏陶是通过这样的方式施加影响,那么,我们在溯源系统中,不妨对"熏陶"概念进行一次"思想蒸馏",保留其核心,而后抽象、凝炼,得出一个新定义:

熏陶,就是将自己置于良性的信息场、能量场中。

这一描述并不神秘、幽玄,正是我们每日的体验。

这世界本就是极复杂的物质、信息、能量场,我们长期接触的人、事、物,又自然而然地形成了不同的信息场、能量场,持续地对我们施加无形的影响。

如果穿行于管理不当的菜市场,刺耳噪音刮擦着耳壁,血腥与腐烂的味道纠缠着爬进鼻腔,目之所及都是高低不平破烂不堪的棚顶和脚下分辨不出颜色的污泥,内心会涌现何种感受?

如果换在风清月朗的夏日傍晚,躺卧于柔软的草原上,仰望星辰闪闪烁烁于黛蓝天幕里,耳边风吟流动,又会有何种感受?

读书时,鸿篇巨著和粗制滥作给予我们的能量有霄壤之别;会友时,随和之人与刻薄之人所带来的能量也天差地远。放宽范围,不论是何等人、事、物,只要能被我们感知,就会给予我们不同的信息、能量,有正面,有负面,有中性。

但是,即便是对同一事物,不同的人所感知到的信息、能量也是不同的。因此，我们需要有意识地挑选、搭建对自己有益的"熏陶场"。

其实，我们早已身处于自己搭建的熏陶场中。

我们选择书本、音乐、影视作品；我们设计、装饰、整理居所；我们发展兴趣、特长、专业、职业、朋友圈……

这些选择所形成的熏陶场，已在潜移默化中产生深远的影响。

有益的熏陶场，能在无形间渗透自我的方方面面，增加信息储备、锻炼大脑、改善心理状态，亦能让我们超脱羁绊，以新鲜的视野审视自我、看待人生，进入一个更广远的世界。

此外，熏陶场还能通过长期的信息、能量给养，让我们自然而然、毫不费力地吸收正面影响，帮助构建、养护优质自我系统。这就是给自我系统搭建良好的外部环境，让其更轻松、顺畅、盛旺地运行。

我们一旦形成了自我熏陶的意识，便可在方方面面、点点滴滴间，通过无数细微的选择，搭建良性熏陶场，让我们身处其中，持久地受益。

以下说说搭建熏陶场尤其有效的几项方法。

搭建熏陶场

一、音乐熏陶

音乐熏陶既富于乐趣，又不拘于地点、不耗费精力，可与日常活动"双轨"运行。它能在不知不觉间让人打开心房，通过旋律、编曲、歌词、演绎，将乐律中的情绪、思想、能量浸润内心，是极好的熏陶方式。

俄罗斯作曲家拉赫玛尼诺夫（Rachmaninoff）沉郁的旋律中隐藏着超人的意志，其浪漫而不轻易屈服的心性极动人，使人在乐律中忘我，而后超脱，而后振奋。不少冥想音乐亦创造出如梦似幻的境界，让我们以全新的方式存在，甚至跨越时空，在另一个维度游荡。还有许许多多不同流派的音乐：蓝调、蒸汽波、巴萨诺瓦、爵士嘻哈（Jazz–Hiphop）、城市波普（City–Pop）……

不拘于类别，只要是能给予自己正向信息、能量的音乐，都可用以自我熏陶。

二、书籍熏陶

我们可借由文学阅读，慢慢打开心结。这一方式不会造成任何不适感，也不会带来内心的挣扎与动荡，往往是春风化雨一般，在我们还没有意识到的时候，心态已逐渐松弛通达，内心世界愈趋澄明。

卡夫卡、托尔斯泰、陀思妥耶夫斯基、博尔赫斯、托马斯·曼……大师们的作品不拘泥于常规，以灵魂劈凿开一片新天地，语言的洪流裹挟着意识来了一回世相的走马灯。读着这样的作品，能够到达更加超脱的境地，不再仅着眼于此时此地，而不由得游弋在人性、美学、命运等更深刻母题中。

科普书、工具书里高密度的信息量和系统的知识体系，能为动态平衡提供助力，让我们在行动中更为得心应手，并无形中拓宽内部世界的广度与高度，让我们以更通达的心态看待自我、人生、世界。

总而言之，书本所起的熏陶作用是相当全面的，对心态、能力、认知、认同皆起到深远影响。多读好书，是百利而无一害的事（当然，是在保护视力的前提下）。

选择书籍时，最好先翻翻试读章节，在网上看看评价，再决定要不要阅读。读不下去的书，果断放弃，因它不合喜好，也难以在内心留下痕迹，倘若留下了，多半是伤痕。

从喜欢的书读起，逐渐培养阅读习惯，让书本熏陶成为日常生活中温暖、熨帖的一部分。它将给予我们远超预期的惊喜。

三、影视熏陶

电影为何能在短短数小时内改变我们？

因这一艺术形式浓缩信息、能量的力度极强。

电影，作为文、画、音的结合体，从策划到完成，一般需要数年时间，将多重元素组合烹调所耗费的心力、智慧是难以想象的。其蕴藏之力，会积淀于内心，凝结为十数年后回想的几幕影像。正是那几幕闪回在心底扎根，从最深处触动、改变我们。

为了扭转负面心态，我们应多看一些乐观、通达、明亮的片子，如《阿甘正传》《马文的房间》《小森林》《听见涛声》《侧耳倾听》《闪亮的风采》《托斯卡尼艳阳下》《爱你如诗美丽》《天堂电影院》《放牛班的春天》《岁月的童话》等等。这些作品写人生的挫折，更写如何在挫折中活出璀璨光泽。

影视作品不仅能为我们补给精神能量，还是丰富信息储备的良选。

在学习某些技能时，观看视频教程有奇效。有时候，视频教程比书面教材要来得更生动、形象、高效。当我们对陌生领域产生好奇时，可以观看相关的影视剧、纪录片。影像资料能让我们直观地把握脉络、轻松地充实认知。

这些信息储备，又再成为我们感知、思考、行动的能量，让我们更顺畅地前行。

四、人际熏陶

老话都听过："近朱者赤，近墨者黑。"

但在现实生活中，人们不惯于选择朋友。

人际熏陶的力量实是巨大的。

我们的大脑中存在着"镜像神经元"，这一特殊的神经细胞，推动着我们观察、感受、模仿他人的情绪、感受、行为。我们会不自觉地模仿他人的姿势，感受他人的情绪，咀嚼他人的言行。由此可知，"言传身教""耳濡目染"这些古语所言非虚，是有科学依据的。

每一个人都能构成一片独特的信息、能量场，对身处其中的人施予影响。

正如让－保罗·萨特（Jean-Paul Sartre）所说："每个人都是一名巫师，时刻准备向他人施法。"当我们走入"魔法阵"中时，却浑然不知它所产生的巨大能量。

在我们进行人际交流时，对方的情绪、思维、行为在我们内心引起波动。他们看待自我、人生、世界的方式，在影响着我们；他们所喜爱的、厌恶的、执迷的、避弃的，都会通过言行传与我们，引发心潮震荡。这所有的信息、能量，会在冥冥中牵引我们的人生动向。好的朋友，不论顺境逆境，都会给我们带来力量，与我们共成长；坏的朋友，不仅不会带来正面影响，还会让我们陷入痛苦与危机中。

由耶鲁大学教授尼古拉斯·克里斯塔基斯（Nicholas A. Christakis）与社会科学家詹姆斯·富勒（James H. Fowler）所合

著的《大连接》(*Connected*) 一书，用他们的研究结果直观地展示了人际交流的影响："每一个快乐的朋友，让你也快乐的概率大约增加 9%。每一个不快乐的朋友，让你也快乐的概率减少 7%。"

他们用"传染"来形容人际关系中的相互影响现象："任何东西都可以沿着连接关系流动，传染物就依附在流动体上。当然，传染物可以是水桶中的水，但也可以是细菌、钞票、暴力、肾脏、快乐或者肥胖……每个人和每个连接关系都会让我们有机会影响他人或受他人影响。"

所以我们在生活中，要远离潜藏的恶意损耗，接近良性人际熏陶，创造稳定、温暖的人际关系网。

当然，我们在与他人交互时，也潜移默化地对他们产生了熏陶作用，要学会运用这些交互的机缘，对他人产生正面影响——这对他人、对自己都有莫大的好处。

实际上，我们已在无意间丢弃了许多培养良性人际关系网的机会。

和亲朋好友交流时，多是聊近日的经历、感受，聊学校、公司的事务……许多话题已被重复提及，只是顺着闲聊的惯性，满足交流的欲望。我们大可以将这些闲谈时间利用起来，构建一个更积极、有力、温暖的信息、能量场。

与亲朋用餐、聚会、线上线下聊天时，分享自己的新知、经验、方法，读的好文、好书，看的优秀影视剧、纪录片，用着称手的工具、软件、APP……帮助他们丰富信息储备、提升能力、发展自我。

我们与他们分享优质的信息，也鼓励他们与我们分享优质的信息，有意识地培养起健康、活跃、正向的信息、能量交互方式，逐渐形成积极、有力、温暖的信息、能量场。身处其间的人们，将经历由外而内、又由内而外的一轮轮正向迭代，形成有力的协同效应，感受良性信息与能量的流通融汇。我们共同构成了一个更具力量的系统，相互施予、接受给养、共同成长，被安定、温暖、希望包围。

这样的人际网络构建起来并不容易，需要耐心、观察力、行动力，不要急于求成，在关注自己生活的同时，每日浇灌、培养它。慢慢地，我们会见到令人欣喜的成效。

五、环境熏陶

搭建环境熏陶场，是"一劳永逸"的自我熏陶法。

音乐需要倾听，书本需要阅读，影视需要观看，人际需要维护，但环境一旦布置完成，只需要我们身处其中就行了——再不用做什么，它会持久地漫溢信息与能量。

在进行强迫症自我治疗的进程中，我逐渐发现环境的疗愈力量。当我与焦虑、恐惧、千思万绪死死纠缠时，缓一缓神，环顾四周，便能稍定心神。只因空间中的文字、图画、颜色、质感等，皆对情绪起了浸润性作用，在悄无声息地给予我能量。

由于环境布置是大命题，人人喜好各异，仅以我自己布置环境的经验为例，望能稍许启发思路。

颜色

在病中，装饰房间时，我有意把房间用品的颜色都换成柔和的色调，主色调是绿色和米色，以粉色作点缀。

绿色散发自然、生命力的气息，总会在我低落时给予我力量，也起到很好的抚慰疗效；米色是中性色调，不灌输过多情绪信息，留下心灵空间，使我安宁、放松；粉色带有活力、趣味感，当我看到粉色的小物件时，谐趣、轻松的感受会充溢于心间。这些颜色组合既能释放压力，又不致让心灵被堆满，留下了充分的自由度。

病愈后，进行创作期间，我重新布置了房间。这回以蓝色为主，穿插烟白、沉绿色调，以小比例的金、银色作点缀。

大面积的蓝色，让我一进门就触碰到满是希望的新风；白色充当留白，铺出心灵空间；沉绿色使我回想起梦中的旧花园，是我的灵感源泉；做旧的仿金、银、铜相框让一派古典气息萦绕，赠予我超脱的随想。

相较于病中的选择，这些颜色更富跳跃性、刺激性，但又相谐和，让我更自由、灵活地思考、想象、创作，赋予我平和与厚度兼具的生长空间。

质感

我偏好兼具温度与灵性的质感，不仅给予我家的温暖，亦能启发灵感。

座椅、床品等休憩用品的质感，一定要软和、舒适，能让我有安全感，休息效果也加倍。书桌、书架、储物柜都是木质的，有较圆钝的量感，很富亲和力。在柔软与亲和力之中，再安放一些透明的用具、装饰品，这些透光的材质，能饶富趣味地切割空间，透射出抽象、凝练、自由的况味。

装饰物

购买物品时，我有个"三眼原则"：第一眼喜欢上，第二眼看质感，第三眼看细节。都经考验的买回去会越看越喜欢。但第一眼太喜欢时，那些小瑕疵也会显得可爱，还是会买回去，反而有不一样的情感。

相比真花，我更喜欢自己搭配的假花，这些可爱的造物永远不会凋谢也不需要打理，却赋予房间永不退潮的春日气息。把花簇热热闹闹地堆在书桌一角，累了的时候，抬头望一望，写书的间隙成了早春游园的小憩。

我把书本、沙漏、石膏像、小玩偶摆在房间各处，一一将其安置于最合适的地方，它们各归其位，便有了生命力，活了起来，我的房间成了满是小国民的国度。有它们作伴，我一刻也不孤单了。

我又把梦想中的画面放于床畔、桌前、墙上，这样一来，睡前、醒后、创作、休息时，这些画面都在我的视线中、余光里。不只是美学的充盈浸润，还能在意识与潜意识中强化对梦想的情感认同，做我航行的远风。

清理

假如缺乏精力、经费布置环境，那么对环境进行清理，便是很合适的方法。将房间清扫、东西归类，杂物放入收纳箱，买些喜欢的布料，把杂乱处遮一遮，便可轻轻松松营造舒适的空间。

我们可以在每天的碎片时间中，运用以上这些方法，进行有趣的自我熏陶，既能利用起零碎时间，又能达到渗透、浸润的效果。比如，乘车、洗漱、清理房间时，播放音乐、电台、有声书；在家用餐、做拉伸时，看看有趣的访谈、纪录片。在日常的点点萤火中，也有深远力量。

最后谨记，熏陶场是由无数细微的选择叠加而构成的。

因此，"选择"就显得至关重要。在读书、观影、听音乐、布置环境时，要树立起自我熏陶意识，选择优质的熏陶源，自毫末生巨木，由累土起高台，逐渐搭建起信息丰足、能量充沛的熏陶场。

消减恐惧

我们已经知道搭建熏陶场的各类方法，现在可以用它来消减恐惧了。

如前文所言，恐惧是有流动性的。

有些恐惧，是极难被消除的，因它和我们的本能密切联系着。针对这些恐惧，我们运用"应对元恐惧"方法，并构建优质自我系统，将其转化为隐性恐惧，不影响日常生活即可。

而有些恐惧，的确可以被消除，比如锁门恐惧、余光恐惧、演讲恐惧等，它们可以随着认知、认同的变化，随着自我系统的优化而消减，甚至消失。

针对可以被消除的恐惧，我们便可以通过熏陶法，改变恐惧的认知、认同根基，逐渐消减恐惧。我们可经由以下三个步骤，来瞄准、打击、消解恐惧。

第一步：追溯恐惧根源

首先，要确切、深入地了解，自己究竟在恐惧什么。

我们在"应对元恐惧"的章节，已经明确了元恐惧的四重模式。后面的三重元恐惧，都是在"元恐惧事件"和"强迫症性质"之上逐渐演化、生成的，只要抓住元恐惧事件，就已经抓住了恐惧追根溯源的突破口。

有的时候，元恐惧事件本身就是恐惧的根源，我们不需再进一步探寻；而有的时候，元恐惧事件的背后，可能还含有更深一层的恐惧。因此，我们要静下心来，以元恐惧事件为基点，一步步询问自己，究竟害怕的是什么。

假设我的"元恐惧事件"是"口水吞咽"，便一步步自问自答：

"为什么害怕口水吞咽？"

"因为口水吞咽会让人听见。"

"为什么害怕被人听见？"

"因为害怕别人的嘲笑。"

……

通过一轮轮问答之后，便逐渐明了，恐惧的根源在于 ——我过于害怕他人的反感。

我们就这样，用自问自答的方式，辅以文字记录，将自己的一层层恐惧剖析出来，依次列好，写在纸上。

第二步：整理认知、认同根基

接下来，要理清与自己的恐惧相关的理性认知、感性认同。

正是这些认知与认同，织就恐惧生长的根基。当我们把其依次整理出来时，就能明晰，自己为什么对这些事物产生恐惧。

比如，在我定位了自己的恐惧根源在于"被他人反感"之后，就将与这一恐惧相关的认知、认同整理出来。对于这一恐惧，我的相关认知、认同是"他人对自己的看法很重要""被讨厌的人是可耻的""受欢迎的人很幸福"……

在每个念头中，都既有逐渐积累的理性认知，也有根深蒂固的感性认同。这些深深植入我们心中的念头，就是恐惧的认知、认同根基。

这些认知、认同，便是我们要致力于改变的对象。一旦我们将它们扭转过来，就能够消解恐惧存在的根基，从而消减恐惧。

我们可以将它们一一记录于笔记中，方便日后的调整进程。

第三步：熏陶改变认知、认同根基

在这最后一步，通过点点滴滴的熏陶，来慢慢改变认知、认同。

当我们在音乐、书籍、影视、人际、环境中持续地汲取正向的信息、能量时，会逐渐开始审视、质疑、摒弃偏狭、固化的认知、认同。它们一直在束缚我们，将我们与各类恐惧捆绑在一起。因此，当我们在自我熏陶中，咀嚼、吸收、内化正向的信息、能量时，恐惧的根基也正在被一点一滴消融。当恐惧根基消失时，恐惧无以立足，最终得以被消除。

还是继续拿上面的例子加深理解。

我已知道，自己恐惧的认知、认同根基是："他人对自己的看法很重要""被讨厌的人是可耻的""受欢迎的人很幸福"……

那么，我就要多选择能够改变我这些认知与认同的音乐、书籍、影视、人际、环境，通过其中的信息、能量，扭转偏狭的认知、认同。

可供选择的熏陶源非常多，可以去读特立独行名人的传记、看他们的纪录片，也可以去读治疗人际焦虑的专著，还可以通过与家人倾诉，学习他们的处事经验。

在自我熏陶的过程中，我逐渐明了，他人的想法只是信息反馈，重要的是自己如何看待、处理这些信息。过分地重视，就会导致应对失衡。当我把他人的看法，当作自己生活的立足点时，便会战战兢兢、摇摇晃晃，以致坠入深渊。

至此，我的认知、认同改变了，我不再害怕别人的反感，而更关注自身的感受、想法、行动。恐惧就这样烟消云散了。

当我们通过许许多多的信息、能量，从多个位面投射在偏狭的认知、认同之上时，就能发现，原先紧紧束缚住我们的恐惧根基，是多么的苍白、扁平、无力。随着我们认知、认同的更新、丰富、扩展，恐惧根基便自然而然地消融了，恐惧也自然而然地消解了。

优质自我系统三架构
——内部环境

　　每个自我系统都由基因、大脑、身体、心理、体验这五个关键元素构成，但并不是每个自我系统都能有序、高效、平衡地运转。

　　那么，低效自我系统和优质自我系统的区别在哪里？

　　区别在于，优质的自我系统具有良好的内部架构，而无序、紊乱、崩溃的自我系统并不存在这一架构。

　　正由于不存在这样的架构，这类自我系统对内缺乏情绪、思维调控力，对外缺乏信息理解、分析力，面对种种内、外部问题时，便难以应对、解决、消化，往往任其堆积、纠缠、发酵。久而久之，这些问题成为心理毒素，导致自我系统更为脆弱、无序、混乱，最终引发严重的内、外部危机。

　　强迫症病友们就是这类自我系统的受害者。

　　优质的自我系统是另一片天地，是有序、稳固、可持续、可恢复、可发展的系统，其内部架构能够帮助我们进行高效的自我管理，能够灵活地自我调整、修复、优化，保持内部与外部的动态平衡，向着自己希冀的方向平稳前进。

拥有良好的内部架构，才能实现这样有序、稳固、可持续、可发展的系统。

那么，优质自我系统的内部架构是什么呢？

是心态、能力、习惯。

心态是对内、对外认知、交互的准则；能力左右着动态平衡的效果；习惯是内化的高效行动，帮助我们不费力气地保持自我系统各元素健康、平衡。

这一内部架构，是由九种心态、四项能力、九个习惯构成的"立体建筑群"。心态、能力、习惯，皆是一旦形成便稳定存在的架构，它们构成了自我系统这艘航船的"势""力""能"，让我们更流畅、有力、盛旺地在内境、外境潮流中穿行。

九种心态：通达、接纳、正向、更新、引导、沉静、归元、坚持、灵活。

四项能力：动力、意志力、信息处理力、心理调控力。

九个习惯：内观、日记、冥想、阅读、运动、睡眠、饮食、养元、清理。

以下，便具体谈谈这三类架构的效用。

心态架构的效用

心态是对内、对外认知、交互的准则。

这是动态平衡中的"势"，把握着行动的趋势。

在复杂、流变的世界中，如果不能把握好行动的趋势，便难以应对瞬息万变的动向，往往会在内境、外境潮流中触礁、倾覆。

这些准则，在我们进行自我管理、面对外部世界时，能帮助我们应对变幻的动向，做出有利于动态平衡的选择，于风浪中平稳航行。

通达、接纳、正向、更新、引导、沉静、归元、坚持、灵活，这九态，皆是动中有静、静中有动的趋势，当我们了解其中的意理所在，并将其活用，便能将九种势逐渐融合、内化为一股势，让我们在奔腾不息的潮流中应变自如。

能力架构的效用

能力左右着自我管理的效果。

这是动态平衡中的"力"，掌控着前行的力度。

当我们拥有了心态架构，便有了理念支撑我们认知、交互、自我管理，但空有心态，没有能力，自我管理的效果自然不会好，一切尚不能落到实处。

所以，我们需要能力架构，帮助我们有力地进行动态平衡：规避问题、解决问题、放下问题、持续前行。

那为什么能力架构是由这四项能力组成？

我先依次解释它们在系统中的定义，再阐述由它们共同组成能力架构的原因。

动力：让我们做事更具自发性、更富热情的能力，是行动的"推力"。

意志力：让我们克服困难、干扰，坚持完成事务的能力，是行动的"拉力"。

信息处理力：高效处理内部、外部信息的能力。

心理调控力：让我们收放自如，调适至良好心理状态的能力。

实现内、外部动态平衡，要以行动为载体，保持心理状态平稳，并高效地处理大量内、外部信息。行动需要动力和意志力，否则其推进就会缓慢、困难；在作出行动决定时，亦需要理念支撑与信息处理，心态架构和信息处理力便相当重要；与此同时，心理调控力能帮助我们保持内在平衡，拥有谐和、舒适的感受。因此，动力与意志力以"行动"为重点；心理调控力以"心理"为重点；信息处理力以"信息"为重点，四项能力共同配合，便能协助我们持续动态平衡。

就这样，四项能力相互配合着，帮助我们实现内、外部动态平衡，稳步航行。

习惯架构的效用

那么，在我们拥有了心态架构、能力架构之后，为什么还要拥有习惯架构？

因为，它是动态平衡中的"能"，补给着前行的能量。

自我系统是有内耗的，它也需要持续地"补充能量"，来保持良好的状态。从身体层面看，我们需要氧气、食物、睡眠来保证躯体能量；从心理层面看，我们需要吸收新知、厘清思绪、整理情绪来保持精神能量。

"能量补给"要以行动为载体。

我们每一天的生活，是由无数行动构成的。在这其中，有些特定行动能帮助我们保持自我系统的能量补给，保证自我系统的良好运作，它们简单且高效。

既然它们这样简单、高效，我们大可以将它们内化为日常生活的固定行动，不费心力、自动自发地完成高效的能量补给，保持自我系统各元素的健康状态。

此时，习惯架构的重要性就浮现了。

习惯的特性是——重复、持久、自动。一旦习惯养成，不需要提醒、催促，我们自然而然地就会开始行动。这一行动，在无外力干扰或自身中断的情况下，能够长时间地重复开展。

习惯架构，就是形成高效、健康的生活惯性，帮助我们轻松、自发地实现能量补给，保持自我系统各元素健康。

建立习惯架构的原因还在于，许多强迫症病友，由于长期为强迫症所侵扰，无余力关注日常细节，生活习惯往往不健康，对自我系统是无形的损耗。要矫正这些习惯，不能硬性地压制，而应自然地引导。养成良好的生活习惯，将原来的坏习惯覆盖，就是很好的引导方式。

因此，搭建习惯架构就更有其必要性了。

我已从心态、能力、习惯三部分阐述了自我系统架构的效用。

这三架构共同构成了有序、稳固、可持续、可恢复、可发展的优质自我系统。

"势""力""能"三者配合无间，让优质自我系统稳定、持久、健康地运转，在内境、外境潮流中平衡地航行。

接下来，我们就从心态架构开始，着手构建优质自我系统的内部环境。

心态架构

——自我系统之"势"

九种心态

这九种心态，既是心的准则，也是对内、对外交互的准则——毕竟理念指导实践。因此，它们既是心态架构，也是行动方略。

若有人认为，心态与行动定要界限分明，那就是将"活自我"看作"死机器"了。自我是"你中有我，我中有你"的活系统，时刻要记住这一点，不要为"概念"所困。

在日常生活中，运用它们去感受、认知、行动，便能把握好航行之"势"，受益无穷。

通达

在溯源系统中，"通达"指的是 ——以丰富的视角认知对象。

换一个视角，就是换一种看待世界的维度。

从未来的视角看现在，苦痛体验也变作珍贵记忆；以诗人的视角看生活，衣食住行皆成诗韵；用哲人的视角看烦忧，自有解构、抽象、重建的乐趣；以星辰的视角看地球，万万忧愁化烟云。

改换视角，便是换一种方式感知、思考、生活。

在第零章，我曾这样描述各人所见世界之差异："在乐观者眼中，世界充盈着希望；在愤世嫉俗者眼中，世界满是不公；好学者看到，世界由未解之谜构成；美学家看到，世界激荡着美的震颤。"

除此之外，还有这样一类人，他们看到的世界极丰富、极广远。

他们以通达的心态看世界，在他们眼中，世界不仅是希望、不公、谜题、美学的杂糅体，还有哲人的沉思、科学的量度、资本的运作……是无数维度叠加的流变架构。

我们也可以这样通达地看万物。这并不是穷思竭虑，而是以立体的位面去体悟世界，并从中获得乐趣、效益、宽慰。

是的，宽慰。

许多病友患病的原因都在于，以狭隘、偏执的视角看自己、看世界，让自己踩在高空绳索上，晃晃悠悠、战战兢兢地前行，仿佛不过特定的生活，不成为特定的样式，就会随时坠入深渊，摔得粉身碎骨。只有将视角从足尖移开，环望四宇，才能豁然发现，我们原有这样广远的天地，有这样涌流的自由。

当我们的目光透过物质表象，在世界的无数位面穿梭时，我们的视野既可以深入毫厘之间，于细节中游走，也可以逐渐拓宽放远，于更恢宏的时空维度放眼世界，与"万有"的脉搏和谐地律动着，沉浸于豁然、圆融之中。

当然，我们也要以通达的视角来看待"通达"，它不仅有"心灵维度"的益处，还具"效益维度"之亮点。

查理·芒格（Charlie Thomas Munger），伯克希尔·哈撒韦（Berkshire Hathaway）公司副主席，和沃伦·巴菲特（Warren Buffett）共同创造了投资神话——伯克希尔公司股票账面价值有年均 20.3% 的复合收益率，现今有超 6000 亿美元的市值。

芒格的投资传奇与他通达的认知方式息息相关。

在他做出投资决策前，会动用他的"多元思维模型"来进行极为缜密的思考。在这一多元模型中，包含 100 种不同学科的模型。他在思索重大难题时，会将问题依次代入这些模型中进行思考，并运用检查清单——核对，务求每个模型都不遗漏。

他一再强调这种认知方式的重要性："你们必须在头脑中拥有一些思维模型。你们必须依靠这些模型组成的框架来安排你的经验，包括间接的和直接的。你们也许已经注意到，有些学生试图死记硬背，以此来应付考试。他们在学校中是失败者，在生活中也是失败者。你必须把经验悬挂在头脑中的一个由许多思维模型组成的框架上。"[1]

为什么要这么做？因为——"现实世界的问题不会恰好落在某个学科的界线之内。"

视野狭隘的人，"手里拿的是锤子，看什么都像钉子"。世界纷繁复杂，若不以通达的心态去认知万物，就容易被"信息茧房"所困，踏入认知错位的陷阱中。如果我们以通达的准则来认知万物，就能规避许多风险，并能在全面、立体的认知助力下，获取长远的进益。

从效益维度来说，用通达的心态认识自我，也相当重要。

这既能帮助我们建立较客观、理性的自我认知，避免极端心态出现；亦能帮助我们较清醒地认识自身优势、弱势，从而设计有效的发展战略；还能帮助我们明晰自身在社会上的位置，维持与外部世界的动态平衡。

要做到通达，需有较丰富的信息储备来支撑。这可以从各类体验中获得，如学习、工作、交际、旅游、阅读、观影等。

---

[1] 彼得·考夫曼. 穷查理宝典[M]. 李继宏, 译. 北京: 中信出版集团, 2016.

我们在搭建熏陶场的过程中，亦能逐渐建立起通达的心态。在自我系统内，一切都在有机地生长着、联系着，多有趣。

接纳

接纳自我，也接纳外界。

接纳，不代表认可，我们总有自己心中的是、非、善、恶、对、错。接纳是以一种更松弛、平和的方式，承认——万物以自己的方式存在着。

这个世界，不会按我们的脚本来运行。

我们失望也好，愤怒也罢，并不会改变这一事实分毫。

不接纳，是拒绝、是对抗、是失望、是抱怨、是愤怒，我们与此在摩擦着，损耗着自我。这一刻便是这一刻，定势已成，何必对抗？接纳，而后流动下去，在流动中进入愈益平衡的状态，我们便从"结"里面游出来了。

对于自我，要承认，自我是流变的，即便是"自我控制"也是存在边界的。接纳每时每刻的自我，但继续思考、继续感受、继续行动。"接纳"不代表"原地踏步"，而是与自我"和合"地共存着。一旦和合了，便不再损耗、折磨自我，我们得以宽释、自如地面对自己。

我们是各有特点的，万物也是如此。"优点""缺点"都是在固定框架下的截面，若是死死咬住一些"点"，就像从一个个小孔中看艺术品一样，未免单一、偏狭。这些框架，让我们不能饶恕自己，更不要谈接纳。我们又用这些框架去看人、看物、看世界，看的时候就难免有不安、有焦虑、有不满。在不断地评价、对比、预估的过程中，世界在我们眼中，成为无止尽的考试、比拼、竞赛。我们的心不止不休地在计分板上，写下新数字。"数字"永远有上涨的空间，也永远有下降的可能，它让我们的心悬在空中，不上不下。

所以，不接纳，我们的心就无法放下。

放下的那一刻，是心安的那一刻。

尝试去接纳自己，接纳这个世界。

虽然很难，因为自我们降生起，就一直被灌输着这样的思维模式、生活方式，要从这一惯性脱离，需要时间。慢慢试着，将内心一刻不停的评价、对比、预估机器停下来，让体验、感受、和合涌进这些空当里。

那一刻，我们得以解脱，获得前所未有的轻松、满足感。

有人会说："也要接纳不能接纳的自己，那到底是接纳还是不接纳？"

这样一来，我们就成了将自己尾巴咬住的衔尾蛇乌洛波洛斯，又把自己打成"结"了。是啊，我们当然会有这样的时刻，思维又试图爬上每一条脉络，将立体的平面化，将一切"大一统"。到那时，就深呼吸一会儿，闭眼冥想一会儿，或是随便做些最想做的事，让"结"在时间的流动里慢慢松开。

以后的我们，还是会有欢欣、有泪水、有希望、有失望，人性如此。接纳人性，接纳矛盾，接纳不接纳，不接纳又变为接纳……我们就这样平衡着，生活着。

尽管以舒适的方式展开这一心态吧。

"接纳"会埋下种子，在心里以最合适的节律，缓慢生长。

正向

拥有正向的心态，不是让我们一味地往好处想。

要全面地、通达地看世界，为坏的可能性做准备，但更重视事物好的方面。这就是成为"理性的乐天派"。

外国有句谚语，很恰如其分："Hope for the best, prepare for the worst."意思是"做最好的打算，做最坏的准备"。

我们天生的就有"认知融合"的倾向，觉得我们自己的认定、感受是真实的，但认知并不能代表现实——当我们认为事情很顺利时，未必有那么好；当我们认为事情很棘手时，也未必有那么糟。

既然现实不以我们的认知为转移，那为什么要保持正向的心态?

首先，这对强迫症病友来说，是重中之重。

在强迫症的根源、形成、运行过程中，都可以看到负面心态的影响。对自我、对外界的惯性负面认知，会加重自卑、压力、焦虑、恐惧，催生出无数不必要的烦恼。它会提升恐惧值、降低恐惧激活阈值、减少恐惧耐受度、削弱心理调控力、影响信息处理力，从而让自我系统变得脆弱、混乱。

此时，我们需要培养正向心态，让负面心态的影响消散，推动强迫疗愈的进程。

其次，虽然现实不以我们的认知为转移，但我们的情绪、行动皆与其息息相关。

保持正向心态，也就是保持正面认知，不仅能让我们更积极地应对各类情况，从而提升行动效果，亦能让我们以愉悦的情绪面对自我、面对生活，从而构建美妙、明朗的内部世界。

因此，不论从强迫疗愈的角度，还是从健康生活的角度，保持正向心态都是很有必要的。

更新

在本系统中，"更新"意味着"主动地进行正向迭代"。

许多人虽则有变化，但大都是"外源性"的变化，而非主动地迭代。这类人，被动地学习、被动地工作、被动地做出种种选择，对其它"耗费精力"的发展活动避而远之。

"三岁看大，七岁看老。"

"江山易改，本性难移。"

这都是中国人耳熟能详的谚语。

这两句谚语不仅为人所熟知，还被一再重复、强调着。这说明，许多人认同这样的观点，它们在自己、在他人身上得到了印证。

这两句谚语代表着一类人，虽然在持续地流变着 —— 年龄变化、体征变化、体验变化 —— 但内心却抗拒着主动发展。

这样的一类人，恰恰与"固执""偏狭"这些特性相当有缘分，因为抗拒更新，往往僵化地停留于原地，难以在流变的生活中找到平衡，与外部世界产生种种摩擦，生发出无数烦恼。

保持更新，其实是极愉悦、有趣的。

尝试新体验、认识新朋友、丰富信息储备、发展认知模式、优化生活环境、探索未知领域……

我们在更新中，开阔视野、增长见识、拓宽心胸、活化思维、丰富感知，生活变得更丰足、高效、生动、欢悦，也能更灵活地保持内、外部平衡，进入深度满足的幸福状态。事实上，溯源系统就是对自我的更新，从无序的自我系统，到局部有序的自我系统，再到优质自我系统的更新迭代。我们已启动了自我更新的进程。

更新不该是枯燥的状态，只要自己觉得有趣、有益的，都可以去体验，在生活中多做一些未知、新奇的选择：试一试烘焙、绘画、徒步、野营、木工、编程，或是开辟一条新的散步路线，欣赏一类陌生的音乐风格，点一份名字特殊的食物……
每一次崭新的尝试都在推开流动的边界，拓展属于自己的世界
地图。

引导

我们生活在充满导向性的世界中。

商场里，货架中层的高价商品、显瘦的穿衣镜、"99"结尾
的标价激发着购买欲；餐厅里，温暖的灯光、悦目的食谱、轻
柔的音乐刺激着食欲；学校里，旗台的设计、讲台的高度、制
服的样式强调着纪律。

这都是引导准则的运用。

引导，就是运用巧妙的方式，给自己、给他人设定无形的
框架，让我们在不知不觉间，顺着框架的脉络前行。若能不着
形迹地将框架安排好，让一切流畅、自如地行进，减少大量摩
擦、能耗，便是最好不过。

古语"不战而胜""不言之教"皆蕴含着这般精神。

我们在数学中，知道"两点之间直线最短"，但人生的智
慧诡谲得多，往往是"两点之间曲线更短"。"硬碰硬"有时直
接、高效，但也常会引起反弹，对自己、对外界都是如此。这
时候，便要学着"以柔克刚"。

在强迫症的自我疗愈过程中，我们就运用了引导准则，不

对情绪、思维进行压制，而通过各类柔和的方式，调理情绪、思维，由外而内地深入病源；在环境熏陶的过程中，我们也运用了引导准则，于熏陶场中，让各类信息、能量无声地浸润自己，补充精神力量、养护自我系统。

引导准则还可活用于生活中的各个方面。

在养成良好习惯时，可以运用引导准则。

想让家人养成吃水果的习惯，口号式的呼吁效果很差，将水果洗好了放在果盆里，摆在桌子上，家人便会不知不觉地摄入不少水果；将书本放在床畔、桌前，自己随时能看到、随手能拿到的地方，便能增加阅读时间；在控制饮食时，把吃饭的碗换成小碗，把零食换成小包装，便能在无形中减少食量。

在与他人交流时，也可运用引导准则，让他人沿着我们的思路前行。

本杰明·富兰克林（Benjamin Franklin）曾有一句精妙言论："如果你想要说服别人，要诉诸利益，而非诉诸理性。"人是趋利避害的，当我们点明利害关系时，就将一条明朗的思路铺排出来了，往往会比一通大道理奏效。

甚至我与家中爱猫交流时，运用引导准则，也能事半功倍。

早上，它会先趴在温热的家电上休息，随后跑至我房间，窝在我腿上睡觉，这极大地干扰了我的写作进程。我把它抱下去，它又会喵呜着蹦上来，反反复复，屡禁不止，形成一个死循环。

某个清晨，当它又扑上我的双腿时，我径直将它抱到阳光充足的角落里。一瞬间，像被施了魔法一样，它的身躯软化，团成球状，呼呼安睡。

哪只猫能抵抗阳光的诱惑呢？

沉静

我们的心潮不止不息地流动着，在不同时刻，呈现着各异的状态。

它有时奔腾翻涌，有时静水微澜。在其奔腾时，我们的精神处于弥散状态，情绪跃动、思绪游移；在其平缓时，我们的精神处于凝聚状态，情绪收敛、思绪集中。

当我们受强迫症所困时，自我系统紊乱、情绪失控、思维混杂，给我们带来了极大痛苦。此时，精神处于弥散状态，心潮汹涌湍急，要恢复健康，便要懂得"收"，让心潮和缓流动，进入沉静状态。

需要强调的是，"沉静"并不意味着压制情绪，而是让情绪整体趋于平和。

情绪应被引导，而不应被压制。

我们能尽情沉浸于欢乐中，也为不平事而愤慨，为触及灵魂的瞬间涕泪横流；但在此之后，我们亦能回到平和、专注的状态，让弥散的精神重新凝聚起来。

　　心理波动是每个人都在持续体验着的，但心态沉静的人，波动的振幅相对来说更小，出现极端波动的频率也相对较低。倘若心潮总处于活跃状态，精神长久地弥散，便难以自控，情绪波动、思绪起伏更为强烈、极端，自我系统更容易动荡、失衡。

　　若能形成沉静的心态，便能让我们长久地保持平和、专注，提升行动力，减少"行动愿望"与"低行动力"之间的摩擦、内耗，有条不紊地打理内、外部事务，进行自我管理，变得更为安定、满足、自信。

　　要形成沉静的心态，调息、冥想此二法就很有效用，在后文的"心理调控力"部分，也包含许多"收"的实践方法，能让我们内化沉静心态，更好地调控自我。

归元

　　本系统中，"归元"的定义为：回归平衡位。

　　若要具象地表现这一状态，用"正弦曲线"较为贴切。

　　不论如何波动，都要回归"平衡位"，而后再次波动。但这并不意味着一切清零，而是一轮一轮迭代中的松弛、休息、清理、规整。波动在继续，每一次回归，都比上一次向前发展了。

　　归元，是"一张一弛"中的"弛"。

　　张与弛是一体的，二者相互配合，完成一轮轮迭代。

　　日出日落，月盈月缺，潮起潮落，春去秋来……都是张与弛的更替。

冥想是归元，睡眠是归元，物品的清理是归元，习惯的养成要归元，甚至连每一次呼吸，都是一次归元——息息归根。

如果对自我的管控、与外界的交互，只注重"张"不注重"弛"的话，反而达不到理想效果，甚至会面临崩溃。因此，凡事不可追得太紧，也不可盯得太死，要给自己、给他人留有含藏收敛的空间。在我们的生活轨迹中，不仅要学习、创造、发展，还要会休息、放松、调养。

其实，我们在自我疗愈的过程中，已经对归元相当熟悉了。

松弛型自我控制模式，就是用一次次归元来平复状态，而后继续推进事务，在一轮轮迭代中，逐渐趋向复原的进程。在构建优质自我系统时，我们也要充分运用归元，在张与弛之间，将心态、能力、习惯、熏陶场搭建完成，展开新天地。

坚持

在《掌控习惯》(*Atomic Habits*)一书中，有两句话令人印象深刻："一种行为重复的次数越多，与之相关的身份就越得以强化。……你的身份实际上就是你的'反复存在'。"

"反复存在"即是坚持。

我们对这一准则并不陌生，但能做到的人少之又少。

其实，传统的"成败观"在很大程度上，阻碍了我们坚持的进程。

我们将成败看得过重。

学校里，追求高速、统一的工业化教育；社会上，"成王败寇"思想横行。他们想归他们想，但我们自己将自己这么定位时，就中套了。

本质上，这一成败观是用片面、僵化的二分法看待世界。

100 分是成功，99 分就是失败吗？第一名是成功，第二名就是失败吗？假若班级第一名放到年级里看，还算成功吗？再放到全市、全省、全国、全球看，又是成功还是失败？

照这么看，每个人都是"灰"，算不得成功也算不得失败。

既然如此，为什么还在内心固守这一框架？它如此僵硬、苍白，会扭曲自我认知、降低自信、阻碍发展。

分数、排名、结果只是信息反馈，重要的是我们的状态。

当我们没做成一件事时，不意味我们是"失败者"；当我们做成一件事时，也不意味我们从"失败者"变为"成功者"，这只表明，完成事件所需的内部条件和外部条件成熟了。

在我们朝着自己的方向前进时，会有诸多挫折，我们会迟疑、停滞、后退，但我们的状态会在一次次实践中愈加成熟。这中间的成长，是难以直观地呈现的，便往往不被察觉。正因为太不易察觉，不像"成败观"那样简单粗暴，所以被无视、忽略、放弃。最终，让成败观大行其道。

我们总面临这样的困境：昨天的计划没完成，今天的计划又没完成，连连受挫后，过不了几天，便开始自我埋怨，又由自我埋怨变为自暴自弃，索性连计划都不做了。

计划完不成是人生常态，太在乎完成率会起反效果。

首先，计划总是偏理想的，其所期望的，总是稍好于我们现状的上佳状态；其次，我们难以将临时变故、自身能力等因素进行综合考量，列出绝对贴合自我情况的计划。因此，计划里的事件往往难以完成。

但目标、计划是我们前行所必要的支点，我们应当将它们看作自身状态的量度计，不骄不躁、不疾不徐地坚持下去。

"坚持"就是以发展的眼光看自己、看问题，以自身状态成长为出发点，不计较单一事件的结果好坏，在持续行动中长久地发展。当然，要以适宜的方法坚持，向适宜的方向坚持。如能这样坚持下去，我们将从缓慢、吃力的"爬坡期"进入轻松、愉悦的"跃升期"，实现质的飞跃。

即使做得不好，即使遇到挫折，也要告诉自己，明天又是新的一天，明天再继续。在你意识不到的内里，早已有点点滴滴的变化，正互相联结成强大的内在力量。

灵活

文字在振荡，思维在涌流，视野在变幻，时间在游走，我们凝合又弥散的意识，流淌于存在之上。

灵活，就是把握动荡、震颤的存在之脉络。

在世界常规的脉络之外，我们仍能看到隐藏的无数脉络。

这脉络，可以是思路，是行止，是选择，也是万物流变的动向。

在灵活的心态中，我们能从各个位面去审视物质，汲取其传达的信息，将流动的信息拆分、组合、联系、对比，以灵动的方式与物质、信息、能量交互。在感受、思考、想象、行动时，不再受限于原有框架，而让所有体验尽情地驰骋于世界的有无之间。在活的心态中，所有的事物真真正正地活了起来，我们将看到万物的联系，把握各维度中的流变，触摸无数未开启的可能性。

以灵活的心态生活，那么在人生中，于常规道路之外，亦能看见隐藏的千千万万条道路，这一条走不通就换一条，我们不再困囿于一条死路中，世界豁然间辽阔广远起来。

"灵活"既蕴含前面的八种心态，又超脱于这八种势，随内境、外境的流动，产生千变万化。因此，这既是一种心态，又是千万种心态。

通达、接纳、正向、更新、引导、沉静、归元、坚持、灵活。

这九种心态，皆是动中有静，静中有动，在对立统一中，涌流着"活"的能量。我们要将这九种"势"，内化为不断流变的一股"势"，它能在不同的境况里，生发出不同的动向，带领我们前行。这是在融合、内化之中，最终变得极为灵动的一股能量，任我们随心所用。

是的，要养成心态，核心就在于"用"。

将这九条准则，反复地应用于每日认知、思考、行动中。久而久之，它就会根深蒂固地生长起来，成为"我"的一部分。

我们在根源部分已经提及，强迫症的三大负面性格特征，反映了心态、能力两方面的欠缺。其中，心态部分问题主要在 —— 缺乏正向心态。

由于许多强迫症病友长年处于负面心态阴影中，难以摆脱负面心态、养成正向心态。面对正向心态，虽知要"用"，但不知如何"用"。

因此在这一部分，还要为强迫症病友们重点讲述，养成正向心态的有效方法。

以下，共介绍三类方法。朋友们可选择最适合自己的方法，灵活运用。

重点发展 ——正向心态

第一类：正向选择性注意

每一天，我们在日常生活中都会被无数信息包围，但大脑能够处理的内容是有限的，所以我们会特别注意某一部分信息，而忽略其它的信息。也就是说，在接受信息刺激时，我们在有选择性地过滤信息，这就是心理学所说的"选择性注意"（Selective Attention）。

"鸡尾酒会效应"能够形象地展示选择性注意的强大之处。想象一下，我们现在身处于觥筹交错的聚会中，耳边跃动着碰杯的脆响、环绕着爵士演奏声，人们交谈、大笑、进食、走动，所有的声音缠绕在一起，凌乱且稠密。但身为鸡尾酒会中的一员，我们却能略过这些噪音，和身边人顺畅地交谈。这便是因为，我们的听觉选择性注意在起作用。

这种选择性注意，不光影响着感官体验，也在影响我们对自我、对外界的认知。它就像每个人不自觉戴上的滤镜，将同样的事件点染出不同的色泽。

那么，我们便可沿着这一思路，培养正面、积极的选择性注意 ——戴上明快的滤镜，摘下灰暗的那一副。

该如何将其戴上？这里有两个方法。

一、给正面部分画下划线

虽然我们可能没有

我们想要的所有糖果

但我们可以吃新鲜的、干净的微风

喝美丽的、桃色的朝阳

在树林或田野

我常常看到

破烂的衣服成为

最好的天鹅绒、毛料

或是镶满钻石的衣裳

这些美丽的食物和衣服

是我最喜欢的

来自彩虹和月光的礼物

这是我非常非常喜爱、尊敬的文学家宫泽贤治先生写的诗。

每每读他所写的文字，呼吸着梦幻、哀伤、纯净的空气，触抚那些纯真、朴实、怯弱、善良的灵魂，我的内心既酸楚又幸福。

这首诗，就是宫泽贤治先生心灵闪耀的光华。

他虽出生于富商之家，却因着对农民的怜悯，怀着为众生谋福祉的信念，离家独居于郊外，耕种务农，为农民上课，投身于土壤改良、农业改革的工作中。但他的种种努力却遭到农民的质疑、排斥，所写的作品也得不到肯定，投稿屡屡碰壁，自费出版的诗集、童话集无人问津，唯一一次收到的稿酬，也只有五日元。生活贫苦，积劳成疾，长年受病痛折磨，让他的生命在三十七岁时，就燃烧殆尽。

但即便是在这样困苦的生活中，他也保有一颗纯净、稚嫩、善良的童心，在那些没有人感兴趣的纸页上，写芒草，写秋风，写山丘，写彩虹，还有银河中的小火车，雪原上的小狐狸，跳动的金橡子，随风破碎的猫头花……

他在极度困窘的境况中，创造了这样美好得令人心疼的世界。

因为，他尽着眼于生活中最最光明、生动的那部分，虽然生活困苦，但有干净的微风，桃色的朝阳，能徜徉于彩虹与月光之下，就足够了。

我们也要向宫泽贤治先生学习，更关注世界光明、生动的部分，为它画出下划线。和亲友相处时，珍惜他们的笑语；与自己独处时，欣赏自身的长处；做错了题，庆幸能提前改正；做错了事，把教训当作甘露。

在如此广阔、丰实的世界中，光明、生动、鲜活的因子一直存在，只是我们从来忽略了它们。尽可放开感知，去探索、捕捉、体会美好的事物，生活将在闪念间变得奇妙。

二、记录快乐、感恩

在自愈日记中，写下日常快乐片段，记下感恩的人事物。

通过记录，把这些时光留住，也让我们深深体会，自己生活的幸运与富足。

不记录下来还不知道，原来我们已拥有了那么多。

我的桌上摆着一幅画，是冬日里妈妈在街上买来的。用白色的画框装裱，画框略旧，边缘有些许磨损。但这幅画，光是静静地看着，就能感受到不同之处。

它在说话。

所画的并不是特别的题材，只是白色背景上的玫瑰。从下往上看，深绿的枝叶缠绕延展，蓦地，两朵玫瑰在眼前绽放。那样团团层层叠叠的玫瑰花瓣，那样深而又深的红色，像两捧血。

妈妈说这是在路边乞讨的小伙子画的，他没有双臂，用脚画画，到现在就画出了一幅，只卖两百多元。我不由得想象起他大冷天坐在路边，用脚抓着画笔，缓慢而吃力地落下每一笔的样子。一张小小的画，要花费他多少力气和时间来完成？

他还用纯白色的画框，认真地把画裱好。虽然没有亲眼看见他装框的过程，但他庄重、珍视的心绪，我看着那幅画，便立时能感知。

后来，我曾经去买画的地方找过他，想资助他，也帮他卖画。但遗憾的是，并没有见到他。**据说他常在深圳南山医院门口出现，名字叫朱兴羽。如果读到这的你，知道怎么找到他的话，请联系我，谢谢。**

我在学习和创作时，一直把这幅画摆在书桌上，提醒自己向他学习。我拥有的太多了，即便是浪费时间在悲观自怜上，也是对这些人的不公。

第二类：更新认知

一、正视限制、打破限制、接受限制

我们给自己施加了诸多限制。

我们从过往的失败经历、他人对自我的评价、我们对自己的认识中，慢慢地累积了以"我不能"开头的心理地图。这其中，有些的确是我们无法做到的事，但更多的，是我们不敢尝试的事。这些自我限制，禁锢着我们的行动、发展，也让我们产生自卑、自厌心理。

我们可以用文字，将这一心理地图展现，再将其彻底清理一遍。

在自愈日记中，翻开空白一页，分两列写下"我能够……"和"我不能……"的事。

第一列的内容，能帮助我们发掘、正视自己的优点。

第二列的内容，能让我们清楚看见身上的隐形枷锁。

面对"我能够……"，我们得以明晰自己的长处，往后可以更重视、发展这一部分。面对"我不能……"，我们要保持尽量客观的视角，质疑低估自身潜力的枷锁，并尝试以行动去打破这些限制。但面对自己怎样也难以做到的事，也要承认能力有极限。

打破不必要的限制，也接受必然的限制。

这便在无形中，建立起了健康的正向心态。

二、宇宙电梯

当我难过、尴尬、愤怒时，便会搭乘一次"宇宙电梯"，痛苦便立时消散许多。这其实是一个自创的想象游戏，能帮助我们走出情绪死结、消解负面心态。当我搭乘宇宙电梯时，想象的进度飞快，在一两秒内就能冲至极高处，一切随之释然。

一开始，我想象自己缓缓上升，俯视自己原先所在的位置。

随后，我的视角逐步升高、视野逐步拓宽，升到了城区上空，四顾遥望城区，俯瞰早已变得渺小的行人、车流、楼群、植被。我的身体继续飘升，升至平流层，目之所及，皆是连绵如固态海浪的云层、云团，在云之尽头，一层昏黄的天光之上，泛起通透的绀青色。我仍然越升越高，飘至地球的外气层，在太阳系空间内游荡，随着距离拉远，熟悉的地球逐渐变为通透莹蓝的小玻璃球。而后，我又飘飘荡荡，升至太阳系外空间，再升至银河系外空间，环视宇宙茫茫星空。

这个时候，当下的痛苦全都变得微不足道了。

第三类：趣味化事物

和前文的方法有所不同，这是把事物再设计为更有趣、更具激励性的形式，从而推动正向心态发展。

一、探寻乐趣点

要让做事的过程更富趣味性，首先要探寻事物的乐趣点，并将其强化。

每件事的乐趣点各有不同，下面举些例子帮助理解。

当我们背单词时，可以用联想法将其趣味化，像在脑中放映电影。

Theater（剧院）流畅、雅致的发音，能让我想到古典剧院环形看台的曲线，而 torture（折磨）这一单词的发音，似一柄匕首刺进胸口的闷响。语言或多或少地有拟声的元素，将想象力激活，把单词音节和情景结合，便能将单词背得生动又有趣。

再拿我自学绘画的经历作例子。

想画出好画，又不愿单调地训练，抑制绘画热情，我便只画最能激发深层动力的主题，将这一过程变为更富意义、能量、挑战性的实验。就这样，绘画成为释放精神底色、深入心灵隧道的探险。在这样的进程中，越画越感兴趣，越感兴趣越画，自然地将其坚持了下来。绘画就此沉淀为表述灵魂的另一种方式。

许多事情，只要探寻到乐趣点，就能变得截然不同。

人生的轨迹，不就是一桩又一桩的事件串连而成的吗？那么，让做事变得有趣，就是让生活变得快乐了，又有什么理由不去尝试呢？

二、多重任务

面对机械重复，但又不得不做的事情，如打扫、洗碗、叠衣之类，又怎么让它更富趣味性呢？

我们可以进行多重任务。

在叠衣、打扫等过程中，放些有趣的电台节目，听听音乐、有声书，把时间和注意力充分利用起来，一扫枯燥的氛围，也同时进行自我熏陶。

在进行单调的任务时，调动多重感官取悦自身，便是提升趣味性的另一窍门。

三、游戏化

游戏化（Gamification），就是将游戏中所运用的让人兴奋、上瘾的技巧，用于非游戏领域，激发人们的积极性。

我们可以活用电子产品来帮助自己将事务游戏化。

现下，有许多电子产品（APP、主机游戏、电脑软件等），能将学习、健身、时间管理等事务游戏化。感兴趣的话，可以寻找适合自己的产品，增添行动的趣味性。

假如对此不感兴趣，我们还可以自己动手，对成就提供即时奖励，刺激大脑奖励系统，产生满足感、成就感，驱动自身继续努力以获取更多荣誉。

比如，在自愈日记中，将"目标"分为几个节点，一旦推进到特定节点，便奖励自己一份礼物。还可以和朋友进行竞赛，双方为一个共同目标而努力，赢或输要受另一方奖励或惩罚。

事实上，我们正在读的这本书，也将自我疗愈游戏化了：学习种种技能，经历层层升级，闯过重重机关，最终从迷宫脱逃，在新世界尽情探险。

将人生看作一场游戏，肆意发挥自己的想象力，闯关、得分、冒险吧！

能力架构

——自我系统之"力"

四项能力

在这一部分，我们要发展四项能力：动力、意志力、信息处理力、心理调控力。动力、意志力帮助我们推进行动，信息处理力、心理调控力既是内外交互的必要能力，又是许多强迫症病友的弱势所在。

以下依次讲述各项能力的养成方法，朋友们灵活地运用起来。

动力

动力是能力吗？

有人说，动力应是外在的推动力，故不能算能力。

不论动力是否来源于外部世界，最终都是呈现在心理中的推动力。有的人做事总是动力满满，有的人却往往动力寥寥，这与事件无关，取决于个人是否拥有让行动更具自发性、让自身更有热情的能力。

能让自己"想"做一件事，就是"动力"所在。

我们需要做的是，面对不同的行动，都能调动起这一自发性。

在动力架构法中，把行动分为两类——"短期行动"和"长期行动"。

短期行动是时间跨度较短的行动，短暂的出行、采购、会面等都是短期行动；长期行动是在长时间跨度中多次执行的行动，学习、工作、习惯都是长期行动。

我们可以根据不同的行动类型，采取不同的方法，让动力生成。

一、预想象（短期/长期）

预想象（Anticipatory Imagination）是在行动之前，对接下来的情况进行想象。预想象可分为两类，"消极预想象"与"积极预想象"。

其实，我们早已是预想象的老手，只是远未察觉到这一点。

大多数人都缺乏动力，我们总有保持现有状态的惯性，对转变状态的行动暗暗地抗拒。我们之所以不愿去行动、迟迟不行动，是因为我们下意识地，将"行动"与"麻烦"画上了等号。

这就是消极的预想象。

当我们心里觉得"麻烦"时，便已有了消极的预期：行动是麻烦的，是多余的，是让人烦躁又乏味的，是不会带来益处的。在这样消极的预想象下，自然无法产生动力。

这样虚假、错位的预想象，在短期与长期行动中都极为常见。

我们对假期总有积极预想象，对学习、工作总有消极预想象。放长假之前，我们便满心期待，但现实往往比不上预期的快乐；上班上学前，又总在心慌无奈，但现实往往没有想象中痛苦。

保持内观，我们就能发现，那些错误的、不自觉的预想象是多么的频繁，时时扰乱我们的生活节奏。它会让我们一再拖延，让事务难以推进，让挫折接踵而至，让梦想遥不可及。

既然如此，我们便要彻底扭转它的消极作用，让预想象为我们所用——对"应做之事"进行积极预想象，对"应避之事"进行消极预想象。

打个比方，当我们要出门，却赖在床上不想起身时，"出门"就是"应做之事"，"赖床"就是"应避之事"。若我们迟迟不愿动身，尽可活用预想象来激发动力：出门之后，被新鲜的空气包围着，身体在行走中变得健旺，处处是真实上演的人间剧场，我们在一幕幕剧场间踱步，情绪被调动、感官被激发、思维被活化……我们再想象：自己躺在床上久久不起身，要做的事情便总在刺挠内心，让我们处于行动 / 不行动的两难煎熬中，虽然人躺着，但心悬着，烦恼得很。

这么一想象，起床、出门的动力就产生了。

通过活用预想象，我们对行动的认知、认同便会转向既定的方向，动力油然而生。这一方法对短期、长期行动都相当适用。

预想象的效用已被研究证实了。

实验表明，在开始任务前，进行消极预想象会增加拖延行为，进行积极预想象则会减少拖延行为。消极预想象所催生的厌恶感越强，拖延行为增加越多；积极预想象所催生的愉悦感越强，拖延行为减少越多。[1]

预想象这一方法，不仅简单、轻松、耗时少、见效快，能增强动力、减少拖延，还能调和情绪、培养正向心态，应该时常活用。

事实上，在写这段文字时，我已经捕捉到内心冒出的好些个"好逸恶劳"的预想象了，它们将接下来的写作历程黯淡化，让我不觉心头一紧，想稍事休息。这些恶作剧式的预想象，总在伺机而动，在我们前行的道路中挖"兔子洞"[2]，待我们回过神

① 魏佳明. 负性情绪和预期想象对拖延行为的影响[D]. 重庆: 西南大学, 2018.

② 刘易斯·卡罗尔. 爱丽丝梦游仙境[M]. 张晓路, 译. 北京: 人民文学出版社, 2018.

来，时间已在"梦游"中白白消逝。

我早已意识到它们的虚假性与危险性，尚且着了道，更何况缺乏警觉的读者朋友们呢？活用预想象，提高警惕！把前行路上的"兔子洞"填平，用行动创造"仙境"。

二、五秒法则（短期/长期）

这个方法也相当简单。

倒数：5，4，3，2，1。一旦数到"1"，就立刻去行动。

这是畅销书作家梅尔·罗宾斯（Mel Robbins）所创的方法。她受火箭发射启发，将倒数用在行动前，打破拖延，催生动力。通过倒数，给自己的行动设置一个"发起仪式"，让我们放下犹豫，抛却顾虑，立即行动。当我们习惯在行动之前启动这一仪式，便能更为果决地开始行动。

许多人通过实践这一方法，减少了拖延，提升了动力，为生活带来诸多正向改变。不论是短期行动还是长期行动，这一方法都适用。

我们还可以将它与预想象搭配使用，让行动之火烧得更旺。

三、熏陶（长期）

人本主义心理学创立者亚伯拉罕·马斯洛（Abraham Harold Maslow），在其代表作《动机与人格》（*Motivation and Personality*）

中，这样写道："知识给我们带来明确决断、行动和抉择的能力。"

熏陶正是吸收知识、丰富认知的过程，它亦能牵动深层次的情绪，为长期行动提供信息给养、情感支撑。在长时间跨度中，就行动目标、内容进行自我熏陶，能够增进我们对长期行动的深层认知与认同，从而提升动力。

认知是理性的理解、认识，认同是感性的肯定、赞同。若缺失认知，会在行动过程中走弯路、走错路；若缺乏认同，会丧失对行动的热情、信念。当我们深化对行动的认知、认同时，我们对行动的理解、兴趣、热情就会大幅度提升，这便是动力。

既然前文的两项方法都能激发动力，那为什么还要通过熏陶加强认知、认同呢？

针对短期行动，我们并无时间、也无必要去培养深层认知、认同，但长期行动不一样，这是我们要长时间坚持的行动。学习、工作、习惯……这些长期行动，需要的不仅仅是临门一脚，还要有充足的动力源推动我们前行。

以写书为例，每日冥思苦想、伏案写作不是简单的事，需要日日夜夜将精力倾注在作品中。假如对此事没有深层认知与认同，难以完成这项庞大的工程。因为在长达数年的时间里，我们会在写作时，无数次涌现困惑、退缩、放弃的念头，这既有预想象作祟，也源于一个核心原因 —— 我们无法说服自己付出大量时间、精力完成这一行动。

我们需要在内心深深扎根的认知、认同，让我们不仅能每日每日地行动，还能积极主动地行动。当"预想象"与"五秒法则"所提供的动力难以支撑长期行动时，"自我熏陶"能够发展深层认知与认同，培养兴趣、热情、信念，让我们长久地、快乐地走下去。

因此，我们在进行某项长期行动时，可以多读读相关书籍，订阅相关公众号，看看与此有关的影视作品，将目标画面设为电脑桌面、手机壁纸……使动力在全面渗透中滋长。

四、增添趣味（长期）

在短期行动中，行动完成即是结束，而在长期行动中，"动力"与"行动"之间，形成了隐形的交互环流 —— 在行动时的体验越愉快，行动的动力就越足。

因此，长期行动中，每一次行动的体验，都在暗暗转动动力的"旋钮"。

如果不顾及长期行动的愉悦性，勉强行事，那"行动"和"动力"之间的环流将成为逆流，进入恶性循环：行动乏味→动力缺失→行动力降低→行动更乏味……

但假若花些心思、活泛头脑，将行动设计得令人愉快，那么我们将顺流而下，进入正向循环：行动愉悦→动力增强→行动力增加→行动更愉悦……

我们在"正向心态"部分，已经知道该怎么做了，可以通过探寻乐趣点、多重任务、游戏化过程，为行动增添趣味。

因此，在长期行动中，不要吝惜自己的想象力，运用这些思路，将行动设计得更为有趣，让行动与动力间的正向循环高速转动吧！

意志力

意志力与动力不同。

动力是推动着我们前进，意志力是拉动着我们前行。它如同刀锋一般，在前路披荆斩棘，破除行动时的干扰、诱惑。

但许多人的刀却尚未开刃。

我们可能早已听过意志力的"肌肉论"：意志力像肌肉，能通过锻炼增强，过度使用会疲劳。我们也可能早已知道著名的"棉花糖实验"：能够抵御诱惑、延迟满足以获得更多奖励的孩子，长大后的人生道路更为顺遂。

我们了解意志力，却难以养成意志力，可能是因为 —— 养成意志力需要意志力。这是一个令人无奈的悖论。

但我们仍应振作起来，人生总是充满悖论，事物也总有一个从无到有的发展进程，别忘了我们构建自我系统的理念，以拼图的方式，在点点滴滴间拼就崭新自我。

所以，我们大可放缓脚步，像拼拼图一样，慢慢提升意志力。

以下，是两个可行性较强的方法，帮助我们锻炼意志力。

一、养成新习惯

社会心理学家罗伊·鲍迈斯特（Roy F. Baumeister），"意志力肌肉论"的发现、提出者，和他的研究团队通过实验探索培养意志力的方法。

他们让三组被试者进行不同的练习，并在两周后比较练习成果。第一组的练习方法是"注意身姿"，让自己尽量保持端正的姿势；第二组的练习方法是"记录饮食"，不用改变饮食，只是记下吃过的所有食物；第三组的练习方法是"调适情绪"，尽量保持好心情。[①]

两周后，结果出来了："调适情绪"并不能锻炼意志力，"注意身姿"和"记录饮食"这两组的锻炼效果明显，"注意身姿"组取得了最佳成绩。被试者在与身姿没有任何关系的任务中，也取得了更好的表现。

后来，研究团队发现，重点不在于"坐直"这一行动，而在于——集中精力改变一个习惯行为。

---

① 罗伊·鲍迈斯特, 约翰·蒂尔尼. 意志力[M]. 于丹, 译. 北京: 中信出版社, 2012.

其实，改变习惯就是养成新习惯。

只要我们的方法贯彻了这一核心，并持续一段时间，就能够提升意志力。我们可以通过改变身姿，也可以通过用不常用的手来做事，还可以通过改变说话习惯等来提升意志力。

养成良好生活习惯就是锻炼意志力的极好方式。

因为这样做"一举多得"，既培养了良好的习惯、构建了习惯架构，又同时增强了意志力。实验证明了这一方法的显著效用。

澳大利亚心理学家梅甘·奥腾（Megan Oaten）和生物学家肯·程（Ken Cheng）让实验被试者改进学习、健身、理财习惯，并不时进行测试，追踪他们的意志力发展状况。这些养成了良好习惯的被试者们，在测试中的表现越来越好，他们的意志力提升了。

此外，他们在生活的方方面面中，都能更好地控制自己：减少了抽烟、喝酒频率，将家里收拾得更整洁，饮食更加健康，更能控制自己的怒气……在意志力提升之后，生活体验获得了全方位的优化。[①]

---

① Oaten, M.and Cheng, K. Improved self-control: The benefits of a regular program of academic study[J]. Basic and Applied Social Psychology. 2006, 28(1), 1-16.

Oaten, M. and Cheng, K. Longitudinal gains in self-regulation from regular physical exercise[J]. British Journal of Health Psychology. 2006, 11: 717-733.

Oaten, M.and Cheng, K. Improvements in self-control from financial monitoring[J]. Journal of Economic Psychology. 2007, 28(4), 487-501.

看来，我们又多了一个养成好习惯的动机——提升意志力！

在后文"习惯架构"部分，我会介绍许多养成习惯的有效方法，帮助朋友们养成好习惯，同时提升意志力。

二、极限挑战

健康心理学家凯利·麦格尼格尔（Kelly McGonigal）在斯坦福大学继续教育学院开设了一门"意志力科学"课程，引起了巨大反响，让许多学生切实地提升了意志力。她将意志力科学研究成果与课堂实践反馈相结合，写出了专著《自控力》（The Willpower Instinct）。

在这本书中，她根据这些研究成果和实践反馈，得出结论：突破我们的极限能提高意志力。我们需要"像聪明的运动员那样去训练，去提升我们的极限，但要一步一个脚印去做。"

时不时进行一些小型的"极限挑战"，可以帮助我们突破极限，从而提高意志力。不要把这些挑战想得太难，像是全程马拉松、铁人三项之类。要放开想象力，我们完全可以在日常生活中，抽出一点时间来挑战自己。

比如，平时仰卧起坐一次能做 30 个，挑战一次做 50 个；平时学习 45 分钟后休息，挑战学习 90 分钟后休息……只要把挑战难度定得比舒适程度高几个坡度即可，度的把握需要自己感受，绝不要损害自己的健康、安全。

我们还可以挑战各种新奇的技能，以下作一些推荐，朋友们可加以尝试。

左 / 右手写字

右利手用左手写字，左利手用右手写字。不用另外花时间，可以每天用另一只手写计划。每一笔都挑战控制力的极限，都是对意志力的熔炼。看着自己的字由一团乱麻变得干净利落，我们也将收获极大成就感。

双手画画

当前面的技能练成后，就可以挑战这项技能。《射雕英雄传》里的老顽童周伯通教左右互搏的功夫，要从"左手画方，右手画圆"练起，我们也可以尝试双手画画。这一过程是手、眼、意志力的多重挑战，还很富趣味性。

平衡术

找准重心、支点，将多个不规则物体层层叠叠垒起，达到平衡状态。我们可以用手边的日常用品来平衡，或者买些核桃、捡些石子练习平衡术。这项技能难度也很高，极具挑战性。

照相机记忆

这是相当奇妙的技能——将眼前的事物像拍照一样捕捉，并储存于记忆中。这项技能对文字记忆有奇效，只要能够熟练掌握，背书时就能将一页页文字转化为图像，一张张储存在脑中。回想时，也像是看照片一样，在脑中检索文字的排版、位置，并可将其清楚复述。

我们可以先从记忆图像开始，在观察眼前的景象时，有意地将其像照相一样"映"在心里，然后闭眼回想，再睁眼检验记忆效果。在挑战的过程中，慢慢地进阶到文段记忆、书页记忆，最终将其掌握。

信息处理力

信息处理力之所以重要，是因为我们的情绪、感知、思考、行动皆建立在信息处理的基础之上，在我们与自我、与内外部世界进行物质、信息、能量交互的过程中，信息具有关键性作用。信息处理力，是我们保持自我系统、内境、外境平衡的奠基性能力。

此外，前文曾提到过，不少强迫症病友的信息处理力较弱，很难应对纷至沓来的内、外部信息，容易认知失衡、情绪失调、思维失序、行为失控，故对这部分人来说，信息处理力的发展更是重要。

因此，不论是构建优质自我系统，还是强迫症自我疗愈，都需要培养、提升信息处理力。我们可以运用以下五种方法，养成良好信息处理力。

一、思维控制法

其实，在思维控制章节学到的种种方法，就能提升信息处理力。

在调整思维部分，我们用"觉察，调息，定念，行动"来为信息处理进程"纠偏"；在重建思维部分，我们用自问自答、深度阅读、想象力练习、限时推理、脑力游戏来优化信息处理力。

因此，我们可以坚持练习思维控制法，让信息处理进程逐渐轻松、顺畅。

二、逻辑思维

逻辑思维，是运用逻辑规律对事物进行理性分析的思维模式。

许多人虽对逻辑思维有一定认知，但在学习、工作、生活中很少运用逻辑进行信息处理，思考时漫无头绪，不免走错路、走弯路。

逻辑思维给予我们一套思维规律、框架，我们可以将其应用于各类问题中，以做出更为明智的抉择。我个人就从逻辑思维中受益良多，能从强迫症中康复，并写下这本书，建立溯源系统，便有逻辑思维的功劳。

要建立逻辑思维，读书是最好的方法。

先找些简单易懂、深入浅出地介绍逻辑学的书籍来阅读、学习，间或读些图文并茂的哲学科普类读物，提升对逻辑思维的理解与兴趣。在此之后，读一些较深入的哲学著作，跟随作者的思维火炬前行，于哲学语境中漫游，让思维受到浸润性的逻辑给养。[推荐德国哲学家威廉·文德尔班（Wilhelm Windelband）的著作《哲学史教程》（*Lehrbuch der Geschichte der Philosphie*）]

"学"是一方面，"习"是另一方面。

在日常生活中，我们面对各类问题，要勤于使用逻辑思维进行辨析。注意，不要让其进入强迫思维循环的陷阱。假如有危险信号，便运用松弛型自我控制，让自己脱离强迫引力。在用逻辑解决一个个实际问题的进程中，我们便能越来越得心应手地运用逻辑思维。一段时间后，便不用提醒自己运用逻辑思维了，它已然成为根深蒂固的思维习惯了。

如此一来，将"学"与"习"相结合，便能配合无间地将逻辑思维内化，大幅提升信息处理力。

三、文字视觉化

将文字信息"视觉化"（visualization）也是很好的信息处理方式。

不少记忆法，就是通过将文字视觉化，储存在脑中，以记得更快、记得更牢。有名的"记忆宫殿法"，源自古希腊，已有2500多年历史，便是运用视觉化记忆：将现实或虚拟的场景当作"宫殿"，把要记忆的文字转换为场景中的物体，将这些物体和场景相结合，进行记忆。这样一来，在回忆的时候，就想象自己在场景中走了一圈，让记忆依次涌现。除此之外，我们还可以运用"图象联想"（配合文字想象画面）、"放映电影"（以放电影形式回想所学）等方式，进行视觉化记忆，提升信息处理力。

在理解文字时，有时将其视觉化能达到事半功倍的效用，甚至不将其视觉化便无法理解。各类艺术形式，如绘画、建筑、舞蹈、戏剧，便是百闻不如一见，不真正地去观赏，光凭借文字描摹，是无法得其精髓的。因此，在我们读书、交谈、听讲时，除了进行语义理解，还可以搭配视觉想象、图表制作、相关图片视频欣赏等，以获得更全面、深入的理解。

四、思维导图

思维导图，是用图形框架整理思路的思维工具。

一个个思维导图看着就像一幢幢建筑，具有立体而形象的构造，用它进行大体量、结构性强的信息整理，能得到出色的效果。

在整理信息时画思维导图，用简单的线条，从大主题细化到小主题，一层层细分、发散，最终形成直观、明了的关系图。这一形式，很能刺激我们的理解力、记忆力，带领我们进行活性思考、学习。

要学会画思维导图，有一个极好的入门方法：先用手机或电脑画一次思维导图。现在的思维导图APP、软件几乎是"傻瓜式"操作，我们可以直接上手制图。在使用它们做完一次信息整理之后，就能立时学会画思维导图。

往后，我们便可以自由地选择，是手画导图，还是电子操作，全看自己方便。在学习、读书、策划等情况下，都可以运用它，以整理信息架构，优化信息处理进程。

五、点线面体思维法

这是我灵光闪现时所创的方法。到写书时，发现已有诸多点线面体战略、思维之谈。我并不清楚这些前辈们的见解与我是相异或相合，在此只谈自己的见解，并无借鉴他人成果之想。

先前说到了，思维导图可以帮助我们整理信息架构、优化信息处理进程。但事物是多维度的，在很多情况下，思维导图并不能呈现多面、立体的信息架构。

为了更好地建立多面、立体的信息架构，我们还可以应用"点线面体思维"来整理脉络、处理信息。

点，是分散的基础信息。

线，是相互关联的基础信息形成的线索。

面，是许多具有相关性质的点形成的面。

体，是不同性质的面组成的多面体。

在这一思维方式中，一切都是流变的。

"点"可以看作更微观视角中的"体"，还可以继续拆分为更微观的"点"之组合；"体"当然也可看作更宏观视角内的"点"，还可以分散、组合，形成更大的"线""面""体"。

各类信息所能形成的结构也是各异的。有些只是松散的点，有些是线，而信息特别庞杂时，可能会形成性质不同的若干多面体。

面对同一事物，在不同视角中，便能看见多种不同的体。

比如看文学、影视作品时，若把"人物定位"看作基础点，最终形成的体就是"社会结构"体；若把"具体事件"看作基础点，最终形成的体就是"剧情结构"体。

我们可以运用"点线面体思维法"来处理许多问题。

研习学科时，用其加深理解；进行博弈时，用其制定战略；规划前景时，用其剖析潜能……在思考重要问题时，不妨运用这一方法，于点、线、面、体间铺排开思路，通过不同视角，审视同一事物，建立多面、立体的信息架构。

心理调控力

心理调控力，就是能将心理调适到良好状态的能力。

这一能力，对保持自我系统稳定、有序、顺畅运行，具有关键性作用。若心理调控力不足，便无法应对起伏无度的心潮，总是情绪动荡、思虑过度、压力无从释、心理负担重……我们被心潮带着漂流，载浮载沉，不得安宁。

这亦是许多强迫症病友的弱项。

因此，我们更要通过种种方法，提升心理调控力，将上述问题一并解决。

心理调控，假若要细化起来，可说是相当复杂，毕竟光情绪这一位面，就可以划分出许多状态，人与人之间的心理差异又如此之大，难以一一精准对标。在本系统中，并不意图将心理调控之网织得过密，以操纵每一个粒度，即便能做到，也是过犹不及 —— 那又成了强迫型自我控制了。

在此，我们不能以微观视角穷尽"心理调控"的每一个可能性，而要尝试以更宏观的视野看待它。

在前文中，我曾提到过心潮，这是内心不止不息的潮流涌动，是思维、情绪、感受的杂合体。若我们要以宏观视野环视心界，不妨将思维、情绪、感受的分野暂时抛开，将"心理活动"看作"心潮涌动"，那"心理调控"便是"心潮调控"。

如何宏观地调控心潮呢？

关键在于"一收一放"。

当我们的心理处于兴奋、激动、悲痛、愤怒、欢快等活跃状态时，心潮便汹涌澎湃、奔腾湍急。此时的我们，处于"放"的状态。这一状态，能宣泄情绪、活化思维、释放压力，对心理健康是有益处的。但凡事不可过度，当活跃至失衡状态，就会难以自控，造成自我的损耗。为了保持心理状态的动态平衡，我们亦要"收"。

在自我释放后，我们重归松弛、宁和、专注的平稳状态，心潮恢复平静，缓缓流动。此时的我们，便处于"收"的状态。这一状态，能让我们在宣泄、释放之后，再沉淀至日常事务中，朝着自身所向前行。

在本系统中，心理调控便在这心潮的一收一放间。

下文就"放"和"收"的方法，分别做说明。

放的实践方法

当我们需要自我释放时，一定是起先受到了压抑。

种种思维、情绪、感受堆积在心间，苦于找不到宣泄的出口，便会让内心更为苦闷、压抑、无序，久而久之，自我系统便会失去平衡。

在这一境况下，我们便要通过"放"，来宣泄情绪、活化思维、释放压力。

但很多时候，那么多的思维、情绪、感受缠绕在一起，我们难以厘清苦闷、压抑的缘由究竟在何处。此时，我们便需要寻到突破口，随后用各类方法让心潮释放，使内心恢复澄明。

因此，我将"放"的实践方法，分为两步，分别陈述。

朋友们可根据自身情况，选择适宜的方法进行实践。

第一步：找寻"泄洪口"

泄洪口，就是我们苦闷、压抑的缘由，我们要找到它的位置，再将其攻破，让被压抑的心潮释放。

我们可以用两种方法，跟随理性或跟随直觉来探寻它。

一、依靠理性，自问自答理线索

通过自问自答，我们可以将一环环问答作为方位线索，逐渐接近核心位置。

"为什么难过？""因为今天的事情没有做好。"→"为什么事情没有做好会如此影响心情？""这段时间都很低迷，今天的差错让一切爆发了。"→"低迷状态是从什么时候开始的？""上次体检结果出来后，就一直担惊受怕，总想象身体恶化后的情况。"→"我能做什么来改变这一状态？""可以通过……"

就这么自问自答，追溯至压抑的起源点，这便是泄洪口了。

　　当然，泄洪口可能不止一个，很多时候，让我们低迷、失落的原因有多个。这时，我们便要将其一一记录，而后将问题分别解决。

　　二、相信直觉，词语流动现玄机

　　有时，自问自答也不能明晰缘由，可能是情感过于复杂，难以捋清；也可能是答案被压抑于心底，难以浮现。此时，我们可凭借这一方法，使内心想法自然流露。

　　拿出一张纸，写下脑中出现的词语，凭第一感觉下笔，不迟疑、纠结，让直觉带领自己，把内心浮现的任何词语皆诉诸笔端。在词语流动之中，我们会越来越明晰困扰着自己的问题来源。当写到深处思维、情绪、感受已倾泻时，便可停笔了。

　　在纸上，将词语过一遍，把内心最有触动、感应的词语圈出来，整理好，我们将能看到被隐藏已久的真心话。这些词语，就是压抑的起源点。

　　接下来，携着内心的答案，去释放心潮。

第二步：释放心潮

一、行动解难题

如果有无法解决的问题压抑于内心，我们可以运用"应对元恐惧"的三类措施来降低其威胁性（即降低事件发生概率、减少事件负面效应、以正面效应消弭负面效应）；还可以通过熏陶改变认知、认同，消解其存在基础，来平抚内心动荡。

如果是可解决而尚未解决的问题，让我们内心压抑，我们便可运用前文所述的种种信息处理法，帮助我们剖析问题、思考对策、计划行动。

在行动的过程中，随着问题逐渐被消解，压抑内心的力量亦会消减，被压制、堆积的情绪、思维、感受便能纷纷涌流而出，让心底松快不少。

二、使用"万能钥匙"

很多时候，我们只是遇到了让自己不满、难堪、不悦的小事，而为此闷闷不乐。它们已成过去，不需解决，但还在我们内心施加着负面影响。

这时候，我们便可以转动自己的"万能钥匙"，让心门打开，放进新鲜空气。

这把钥匙是指，不管遇到什么事情，都能让我们心绪好转的特定活动。

有人的万能钥匙是美食，每每遇到难事，好好饱餐一顿就能重新振作；有人是运动，锻炼出满身大汗就能排清戾气；还有人向朋友倾吐，一起抱怨诸多不顺，而后相互鼓励，事情便过去了。

我们在生活中，要细心留意、发掘属于自己的万能钥匙，遇到了就保留下来，在压抑、沮丧、低落的时候拿出来用。

钥匙转动，门开了，也便天高海阔了。

三、享受"安逸日"

当我们持续低迷了一段时间，觉得难以为继时，可以在周末安排一个"安逸日"，让自己彻底焕活起来。

许多人的周末，都是浑浑噩噩地度过的，虽说是休息，但休憩功效甚微。躺在床上玩一天手机，被动地接受同质化的信息刺激，身心同处于麻木状态，最为活跃的是自己刷手机的手指。一天过去之后，只觉时间流逝飞快，身体倦怠，内心空虚。

显而易见，这样的安排，并不能起到释放心潮、自我焕活的功效。

我们设计"安逸日"时，主要通过"三感"来释放自我 —— 仪式感、新鲜感、满足感。

仪式感

像庆祝节日一样，为自己精心设置一些小仪式，让自己在兴奋、怡悦的状态中，度过这一天。

比如，起床之后，拉开窗帘、推开窗户，让阳光和新鲜空气透进来。洗漱完毕，清理一下房间，清清爽爽地开始一天的休闲。如在外度过，就穿上柔软又舒适的衣服，听听轻快、明亮的音乐，大踏步出门去；若在家度日，就把属于自己的角落收拾得舒舒服服的，准备一些小零食，为自己安排些有趣的休闲主题，充实地过一天。

新鲜感

在一日的安排中，穿插一些新鲜体验，既是给自己的惊喜，又是对感官的刺激，还可能就此探寻出新的乐趣点。

比如，尝尝新出的小吃，在新开的公园转转，看一部陌生题材的影片，即兴写一首小诗……这些新鲜的尝试，让我们从习惯的轨迹中踏出几步，触碰全新的可能性。

满足感

为自己挑选最合喜好的休闲内容，让自己在同样的时间里，获得更高的满足感。

许多人是被动休闲，电视里放什么就看什么、手机里推什么就刷什么，带来的满足感自然比较低。这就像吃菜一样，同样是填饱肚子，吃食堂里的例菜，就不像吃自己最爱的家常菜那样合胃口。要在一日的时间内，获得高满足感，便要安排最合喜好的休闲内容。这时候，我们就可以多用用自己的万能钥匙，让满足感倍增。比如，收看自己最喜欢的节目，玩自己最爱的游戏，和最好的朋友去最爱的餐厅饱食一顿……

当我们达到彻底的释放，内心松宽许多后，便能以压力清零的状态面对生活。

此时，便要从"放"的状态"收"回来，集中于航行的方向中。

收的实践方法

我们处在一个易放难收的时代。

在科技尚不发达的年代，并无多少扰动注意力的消遣，人们可以安心做好手头上的事。如今，手机、电视、电脑随时能在我们的"专注结界"中凿开口子，让其破碎。

科技发展给我们带来了前所未有的体验，也让专注变得前所未有的难。如果说旧时代的消遣是宽阔空间里的一些点缀，现在的消遣则将空间堆得满满当当，让我们寸步难行。浸泡于极丰富的声光诱惑里，我们的精神太容易涣散，难以凝聚于一处。我们比以往任何一个时代，都更需要学习收束自我的方法。

以下介绍五个方法，我们可以灵活运用，重归松弛、宁和、专注的平稳状态。

一、打造"专注型"环境

引人好奇的小红点、无限滚动的信息流、接二连三的个性化推送……我们在一波又一波的声光诱引中，机械地滑动手指，任凭时间流逝。

当我们沉迷于手机时，却对自己的弱势地位浑然不觉——这是几无胜算的对弈。我们以为自己可以轻易脱身，但我们面对的是经验丰富的庞大团队，他们的第一要务是——掠夺注意力，让用户对产品上瘾。计算机科学家特里斯坦·哈里斯（Tristan Harris）这样警告道："屏幕那边有数千人在努力工作，为的就是破坏你的自律。"

许多漫画、小说、剧集也是如此，情节一环扣一环，极吸引人，让我们恨不得一追到底，注意力全数投入其中，久久无法抽身。

这些事物，都是我们专注时的大敌，是"注意力黑洞"。它们用不间断的信息流，持续吸引我们的注意力，在我们尚未察觉时，时间已悄然流逝。

在需要专注的时候，要远离它们，为自己打造专注型环境。

若能让自己处于无诱惑的环境下，就不要让自己经受"黑洞"的考验。毕竟，意志力也是会磨损的，不如把这份能量用在更重要的事情上。

我们可以运用种种技巧来打造专注型环境。

把那些扰乱人心的物件放得离自己远远的，放得过近的话，可能不经意间就拿起来摆弄了。到了周末，无法静心时，可以去咖啡厅、图书馆、自习室，心无旁骛地学习、工作。把手机中的小红点提醒关闭，为 APP 设置时间限额，安装控制手机使用时间的 APP，将易上瘾的 APP 删除，使用手机锁盒……

我们还可以沿着这一思路，自行设计出许多小技巧。

在专注型环境中，屏蔽各类干扰，收束心潮，沉淀于事务中。

二、降伏"心猿"

前面说到"黑洞"，是外部世界的干扰物。

在此谈谈"心猿"，是内部世界的干扰源。

"心猿"一词出自汉代炼丹家魏伯阳的《周易参同契》，指流荡散乱、难以控制的心思。到了现代，它被时间管理专家戴维·艾伦（David Allen）用来形容一种心理现象"内心唠语"（inner nag）：在我们想专注做事时，内心的"开放环路"（open loops）却仍未关闭，它一直在提醒着自己，还有各种待办的事务尚未处理，这让我们内心如有猿猴翻腾，无法沉心静气。

准确地说，在本系统中，"心猿"就是"未完成的事务"。

"蔡格尼克效应"（Zeigarnik Effect）解释了心猿为何会出

现：未完成的任务会造成紧张感，在它完成之前，这些未竟之事会占据我们的脑海，让我们不得安宁。

还没有放进冰箱保鲜的食物，答应朋友要做却尚未做的事，已经打绺却迟迟未洗的头发，脑中浮现却还未记下的点子……这些事务，可能相当琐碎，却会在我们心中"翻筋斗"，让我们心潮紊乱、精神涣散。

我们需要将心猿降伏，让翻腾的干扰源平息。

要平息它，有两种方法——记录事务、完成事务。

在我们暂时无法完成事务的情况下，先把要完成的事务记录下来，放在显眼的位置，或设好定时提醒。种种悬而未决的事，若不加记录，便会让我们内心的"提醒装置"处于待命状态，使内心动荡不已。用记录的方式，将游荡的念头捕捉、收集，便可让自己安定下来。这是戴维·艾伦的 GTD（Getting Things Done）工作法的重要步骤，在提升专注力方面，功效显著。

在我们可以完成事务的情况下，便直接将它们完成。"蔡格尼克效应"的实验结果显示，当未完成的事务完成之后，干扰会消失，紧张状态便会结束。因此，在情况允许时，应尽快将事务完成，彻底降伏心猿。

三、缓冲"降噪"

当我们在由"放"到"收"的过程中，总要经历一个过渡阶段，令活跃的心潮变得平稳，我将这一过程称为"降噪"。

当聚会散场、旅游归来、假期结束后，内心尚处于"高噪点"状态，情绪、思维还在四处游离。在这一状态下做事，脑中仍会咀嚼聚会上的对话、闪过旅途中的风景……想收束自身，但精神仍处于涣散状态，我们的内心同时受着"收"和"放"两种力的对冲，便容易烦躁、不悦，反而更影响专注进程。

这时候，不求让自己立时进入专注状态，而是通过一些沉静的活动，逐渐降噪，平抚心潮，是很有效的方法。

冥想、阅读、下棋、拼图、绘画、观看纪录片等，都能达到这样的效果。通过这些活动，给自己一个缓冲期，慢慢进入专注状态，便能更顺畅地收束心潮。

我们还可以在每天早上，通过一系列习惯性活动，帮助自己进入良好状态。

许多人清晨醒来，或手忙脚乱、手足无措，或无精打采、懒散怠惰，这样的状态又延续到一天的学习、工作、生活中去，让一整天都状态不佳。如果能调整作息，早点起床，为自己空出一些时间来调理状态，便能以更健康、清爽的身心面貌启动这一天。

早起之后，洗漱完毕，喝杯温水，在乐声中做五分钟冥想，再做一些轻松的有氧、拉伸运动。这一系列活动，花不了多少时间，却能消解起床时的浮躁心气，神清气爽地开始一天的事务，是一个"渐入佳境"的美妙过程。

四、白噪音

白噪音是指，在较宽的频率范围内，各等带宽的频带所含的噪声能量相等的噪音。不要因名字产生成见，这类声音在使人放松、专注方面有出众的效果。

白噪音能于不知不觉间帮助我们调理心绪，加深专注程度。不少白噪音是风声、雨声、翻动书页、海浪拍岸、森林鸟鸣、夜间炉火等美妙的环境音，能营造舒适、惬意的能量场，使我们在无负担的状态下自然而然地专注。

现在有许多白噪音主题的网站、专辑、APP。在这些选项中，APP使用起来尤其便利，可以自行组合各类声音，形成心目中理想的学习、工作场景。朋友们可多加尝试后选择适合自己的白噪音工具，坚持使用。

五、数据化追踪+番茄工作法

我们在上学的时候，是怎样明晰自身水平，并加以提高的呢？

每一次作业、考试的结果，都是对各学科水平的数据化反馈，并累积为长期的数据化追踪，使我们逐渐了解自己的强项、弱项所在，并有针对性、侧重性地展开练习，提高成绩。

我们要提升专注水平，也应如此。只有将专注状态数据化，持续追踪，才能切实地探明自身专注状态、掌握自身专注动向。当我们将专注的时间记录下来，看到每日专注的时间量后，往往会发现，自己真正专注的时间比想象中的要少得多。

当然，专注时间如果太细碎，是难以坚持记录的。所以，我们可以给自己预设一些时间块，在一个时间块内，只专注处理任务，不做任何不相关的事情。

这一理念，就是弗朗西斯科·西里洛（Francesco Cirillo）所创造的"番茄工作法"（Pomodoro Technique）。它就像把时间划分成一颗颗番茄，每过一个番茄钟，便能收获一颗番茄果实。

在番茄工作法中，一般设置一个时间块（番茄钟）为 25 分钟，在两个番茄钟之间休息 5 分钟，即 25 分钟专注→5 分钟休息→25 分钟专注……如此循环往复。

我们可以根据自身情况，进行适当调整。个人感觉，即便将番茄钟延长到数个小时也没有问题，中间可以伸展、冥想、听音乐等稍事休息。当然，如果彻底进入专注状态，完全可能数小时流逝而浑然不觉。我们在实践的过程中，根据自身情况反馈，进行灵活调整即可。

数据化追踪 + 番茄工作法，是强强联合的组合技能。

究其原因，相较于碎片时间，整块的时间更利于我们对专注时间进行记录、对比、分析、整合，完成数据化追踪，并根据反馈来调整专注状态。

要将它们有机组合，方法很简单。

喜欢手写记录的朋友们，可以"画正字"，每完成一个番茄钟画一杠，当然也可以是其它图形，尽管随自己喜好下笔。每日专注结束后，以图形个数结算，就不用将细碎时间合并、汇总，节省心力。

若偏好电子记录，可以选择有数据化追踪功能的番茄钟APP，两种功用兼而有之，不仅方便快捷，还能控制手机使用时间。有些番茄钟APP还自带白噪音功能，从多个位面帮助自己打造"专注型"环境，朋友们尽可一试。

习惯架构

——自我系统之"能"

习惯是刻在脑中的自动化行为。

若我们的大脑没有形成无数微小的习惯，生活将变得极其困难。洗漱、穿衣、进食、对话、出行等日常生活中看起来最轻松、简单的事，我们都会像第一次尝试一样，笨拙、缓慢、无措地应对。

事实上，我们的日常行为中，有近半是习惯行为。

心理学家温迪·伍德（Wendy Wood）和大卫·尼尔（David T. Neal）经过实验研究发现，大约45%的日常行为是习惯行为，这些行为几乎每日在同一场所重复发生。[①]

这样说来，我们早已处在"半自动"模式中，只是自己尚未察觉。

这样聪明、省力的生活模式，是自我系统的馈赠。

① David T. Neal, Wendy Wood,Jeffrey M. Quinn.Habits:——A Repeat Performance[J]. Current Directions in Psychological Science. 2006,15(4):198-202.

为了降低能耗、提高效率、将注意力分配至其它重要任务，大脑会形成一些自动化的行为组块，让我们更轻松、自如地生活。习惯研究专家詹姆斯·克利尔（James Clear）将习惯比作"自动安装的认知脚本"，十分贴切。一旦习惯"安装"完成，将免去许多内耗，我们再不需要调用动力、意志力来帮助自己完成行动，而会自然而然地坚持。

若我们建成习惯架构，便为自己"安装"了健康的生活脚本，得以不费心力、自动自发地实现能量补给，保持自我系统各元素健康。

我们总会羡慕、钦佩那些自律的人，觉得他们有狠劲、能吃苦。这一僵化的认知，让我们下意识地抗拒自律，因为"太苦了""做不到"，也让我们在尝试自律时，屡战屡败。殊不知，许多自律的人活得相当轻松，因为他们早已化自律为习惯，比仍在自我对抗的人们舒适得多。不能早睡早起、每日健身、健康饮食倒会让他们不舒服，因为这与脑中的"习惯回路"相悖。

养成良好习惯，就是将自我系统中的习惯架构全然内化，与心态、能力一并化为自我的一部分，达到"自动自律"的状态。

当我们进入这一状态后，便像坐上了云霄飞车一样轻快。

心态可灵活应变，能力也业已形成，习惯亦持续充能。别人需要咬紧牙关做的事，我们自动自发地完成，并乐在其中。我们不必在长吁短叹中苦苦挣扎，不必在煎熬焦灼中徘徊不前，而将怡悦、松弛、从容地展开每日生活。

这一习惯架构，包含九个习惯。其中有一半习惯，已在书中多次强调，会相对更简略地叙述。在将各个习惯及其效用陈述完毕后，还有数个养成习惯的高效方法，帮助我们顺利进入自动自律状态。

九个习惯

内观

相信在读这本书的过程中，我们已逐渐变得对它相当熟悉。

内观，是保持对身心状态的敏感度，通过观察身心变化来了解自身状态。

初次提到内观时，我介绍了本系统的"内观法"三步骤：定态、觉察、问答。当处于强迫症的混乱状态中，我们需要这些步骤，引导我们进行内观；当我们恢复健康后，便不用遵照此步骤进行内观了。此时，对自我状态的察知便成了常态，我们会下意识地觉察变化、自我分析、做出反应。

内观是达成自我意识、自我控制、自我管理的必要行动，是溯源生活的开端，是自我航行的瞭望台，也是达成动态平衡的关键一环。

因此，它是我们极有必要养成的习惯。

保持内观，我们将在此后的日日夜夜中，持续地感受其沉潜而强大的能量。

日记

日记有怡情、观察、反馈、整理、定向、支点这六项重要功用，是自我疗愈的地图、自我管理的基地。

日记所展开的一方空间，在强迫风暴中，能给予我们明确的前行支点，为我们提供情感支撑、精神力量；在发展路途上，能系统性整合信息，随时追踪行动进展，为征途保驾护航。

不论是在自我疗愈时，还是在自我管理中，日记都是不可或缺的工具。

在日记中，用目标、计划、执行、反馈构建行动基地，用思绪、想象、梦境、画面创就心之蓝图吧。

冥想

冥想也是本书一再强调的疗愈性活动。

保持冥想习惯，对自我系统各元素都有正向影响。

它能改变大脑结构，让注意力、内感受、感觉处理相关脑区更厚，使脑部杏仁核的灰质密度降低；它能正向影响基因表达，即便只进行一天的密集冥想练习，也能使组蛋白去乙酰化酶基因、促炎基因等基因的表达产生积极变化[1]；它能有效调节心理状态，清理脑内繁杂思绪，减少焦虑、压力，使心态宁静平和；它还能提升注意力、记忆力、认知力、创造力；它甚至能够延缓衰老——2016 年，学者们系统性地研究、整理了"冥想与人类免疫系统关系"的 20 项随机对照实验，总结得出其中的共通点：冥想对减少促炎反应、提高端粒酶活性、延缓细胞衰老有积极作用。[2]

坚持冥想，便能收获全方位、多层次的给养。

因此，它也是我们需要养成的优质习惯之一。

只要每天抽出几分钟时间，安静下来，闭眼观息即可。

当然，除我所推荐的"观息法"外，还可以尝试其它冥想法，如身体扫描、心轮冥想、步行冥想等。可以读读书、看看视频来增进对冥想的认识，并尝试不同类型的冥想方法，在其中收获乐趣与安宁。

---

[1]　Kaliman P, Alvarez-López MJ, Cosín-Tomás M, et al. Rapid changes in histone deacetylases and inflammatory gene expression in expert meditators[J]. Psychoneuroendocrinology. 2014, 40:96-107.

[2]　Black DS, Slavich GM. Mindfulness meditation and the immune system: a systematic review of randomized controlled trials[J]. Ann N Y Acad Sci. 2016, 1373(1): 13-24.

阅读

在"重建思维"部分，我推荐阅读；在"熏陶场"部分，我推荐阅读；在"信息处理"部分，我仍推荐阅读。之所以多次推荐，就是因为阅读实在太有益处。

坚持优质阅读，能保证我们获取信息的密度、深度、广度，给我们以源源不绝的精神能量，为我们织就细密的认知网络，让文字的力量涌流于我们的语言、情绪、思维、行动中，也构筑起精妙绝伦、广远壮阔的内部世界。

优秀的书籍皆是智者集数年甚至数十年之心力所凝炼成的精华，我们却能通过阅读将其一概吸收、内化，还有比这更令人兴奋的事吗？博览群书，是"群策群力"，让众智者为自己出谋划策；是"时空旅行"，从地心到多元宇宙，从大爆炸到时间尽头；还"延年益寿"，我们虽活一世，却有了几世的经验与智慧。

投资大师查理·芒格曾说："我这辈子遇到的聪明人（来自各行各业的聪明人）没有不每天阅读的——没有，一个都没有。沃伦读书之多，我读书之多，可能会让你感到吃惊。我的孩子们都笑话我。他们觉得我是一本长了两条腿的书。"[1]

---

① 彼得·考夫曼. 穷查理宝典[M]. 李继宏，译. 北京：中信出版集团，2016.

阅读除了增长智慧之外，对情绪、感受、行为控制的重要性也不可小觑。

在《情绪》一书中，提到了"情绪粒度"这一概念，是指"比其他人构建出更细致的情绪体验的能力"。情绪粒度高的人，能够更好地适应不同的情境。这类人的显著特性是——情绪词汇丰富。

在书中，莉莎·费德曼·巴瑞特博士解释了其中缘由："假设你只知道两个情绪词汇，'感觉棒极了'和'感觉糟透了'，无论什么时候你体验情绪，或者感知他人情绪时，你只能用这两个词笼统地概括，这样的人情绪能力不可能高。相反，如果你能够对'棒极了'（快乐、满意、激动、放松、喜悦、充满希望、备受鼓舞、骄傲、崇拜、感激、欣喜若狂……）进行细化，也能够把'糟透了'（生气、愤怒、惊恐、憎恶、暴躁、懊悔、阴郁、窘迫、焦虑、恐惧、不满、害怕、忌妒、悲伤、惆怅……）的感觉细分为 50 个不同层次，那么在预测、分类、感知情绪时，你的大脑就会有更多的选择，为你提供工具，做出更加灵活、有用的反应。你也就可以更有效地对你的感觉进行分类，更好地调整你的行为，从而更适应周围的环境。"

阅读就是丰富情绪词汇、提升情绪粒度的极好方法，它能让我们更游刃有余地应对自我、生活的突发状况，从容地前行。

我们已知道了阅读的诸多益处，但许多人虽知要"好读书，读好书"，仍感叹"知易行难"。

在前文中，我已介绍过阅读的方法。

其核心理念就是"由易到难，在兴趣中培养阅读能力"。

先从可读性强、引人入胜的优秀作品读起。充满乐趣的开端，会让我们自发地在文字世界里闯荡、探索。在我们拥有更强的阅读兴趣、能力后，便可以广泛涉猎感兴趣的篇目。我们阅读的领域，也是由点到点，逐渐形成线、面、体的过程。当知识体系扩展得越大，我们的知识体系与未知世界的接触面积就越大，我们就会发现，有越来越多新鲜事物等待自己探秘，对知识的好奇心便越发强，探索未知世界的动力也越发足。

到那时，我们便不用提醒自己阅读，而是乐于阅读，甚至沉迷阅读了。

运动

运动也是对自我系统各元素"充能"的好习惯。

运动会在基因层面产生影响，它能通过 DNA 甲基化和改变组蛋白、微小核糖核酸、染色质结构等方式，来调节骨骼系统、心血管系统、神经系统……[1]

运动对身体的效用就更显著了，帮助肠胃消化、加快新陈

---

[1] Ntanasis-Stathopoulos J, Tzanninis JG, Philippou A, et al. Epigenetic regulation on gene expression induced by physical exercise[J]. J Musculoskelet Neuronal Interact. 2013, 13(2): 133-46.

代谢、提升心肺功能、强健骨骼肌肉……它就像"活力泵"，让身体柔软、轻盈、活跃起来。

运动也能有效调节心理状态。它能促进多巴胺与内啡肽的分泌，为我们带来欣快感受。我们还能通过运动，缓解肌肉紧张、增加血清素和 GABA（γ-氨基丁酸），从而减轻焦虑，这对强迫症病友很有帮助。

运动还能优化大脑。在哈佛大学医学院临床副教授约翰·瑞迪（John Ratey）和埃里克·哈格曼（Eric Hagerman）合著的《运动改造大脑》（*Spark: the revolutionary new science of exercise and the brain*）一书中，揭示了运动与大脑的种种正向联系："首先，它完善你的思维模式以提高警觉力、注意力和驱动力；其次，它让神经细胞准备就绪，并促使它们相互连接起来，这是连通新信息的细胞基础；最后，它能激发海马体的干细胞分化成新的神经细胞。"

既然基因、大脑、身体、心理，都可以通过运动得到正向调适，这又是一项对自我系统全方位养护的优质习惯。我们没有理由不动起来，让自己进入更佳状态。

在培养运动习惯时，一定要放开思路，多探索不同的运动方法，寻找自己最中意的来坚持。

我们可以散步、快走、踏青、骑行、拳击、舞剑、跟着体感游戏锻炼、随着音乐随意活动……不要把自己局限于常规的运动种类中，从而削弱了运动的乐趣。适合他人的运动不一定适合自己，在心理上如此，在生理上亦如此。因此，对运动内容的设计要花心思，在一段时间的尝试、调整中，为自己量身定制一套长期坚持也能感觉舒畅、惬意、愉快的运动方法。如此一来，运动的阻力减小、动力增加，和自身需求紧密结合，便能快乐地运动下去。

睡眠

有人说："美好的一天，从早上开始。"

而我要说："美好的一天，从前一天开始。"

这并不是俏皮话，而是经验之谈 —— 今天的好表现，离不开前一天的好睡眠。

前一天的睡眠质量，直接关系着今天的身心状态。浅眠、熬夜、失眠会让我们疲惫、倦怠、注意力涣散、意志力低下，让身体不适、精神不定、情绪不稳、表现不佳，就像推倒了多米诺骨牌的第一张牌一样，恶性的连锁效应悄然而至。

好睡眠是归元，是充能，是休闲，是温暖。软乎乎暖融融的被子一盖，灯一关，舒舒服服进入梦乡……在这样的睡眠之后，什么事情都有余裕、有能量去处理了。

好睡眠的益处与必要性是经过多方科学论证的。

它能调节身体免疫系统，使其处于更好状态。研究人员曾组织一项实验，在受试者鼻子中滴入可引起普通感冒的病毒滴剂，并在此后对他们进行全面的检查。研究结果令人意外——日均睡眠时长少于 6 小时的人生病概率比时长多于 7 小时的人高 4 倍。[①] 可见睡眠质量对身体健康的重要程度。

睡眠与大脑的平衡同样息息相关。在睡眠时，大脑神经网络会梳理今日体验、强化突触、改进神经元之间的连接，帮助我们巩固记忆，将短期记忆转化为长期记忆。不仅如此，睡眠还能帮助大脑"自我疗愈"。大脑运作时所产生的废物，会借由脑部类淋巴系统（Glymphatic System）排出。在睡眠时，此系统比清醒状态时活跃 10 倍，脑细胞间距相对增大了 60%，这大大提升了大脑自我清理的效率，帮助大脑排出毒素、自我修复。

此外，睡眠对心理状态也施加着重要影响。连续数日的低质量睡眠会损害注意力、认知水平、反应速度等，让我们精神昏沉、行动迟缓。一项针对 738 名调查对象的研究显示，睡眠质量与情绪状态有着双向关系，受干扰的睡眠会损害心理健康，心理状态亦会影响睡眠质量。[②]

睡眠也在无形中影响着我们的基因。科学家们让受试者持

---

① 何塞·哈巴-卢比奥，拉斐尔·海因策. 我想睡个好觉：改善睡眠的科学指南[M]. 王宇, 宗徐淳, 译. 北京: 中国友谊出版公司, 2020.

② Steptoe A, O'Donnell K, Marmot M, et al. Positive affect, psychological well-being, and good sleep[J]. J Psychosom Res. 2008, 64(4):409-15.

续一周睡眠不足状态和一周睡眠充足状态，并提取受试者的全血 RNA 进行研究。分析结果显示，持续一周的睡眠不足状态会改变 711 个基因的功能。[1] 这一数字十分惊人，直观地展现了睡眠对基因的影响力度。

综上所述，我们可知，好的睡眠质量对维持自我系统各元素平衡相当关键。

但要养成良好睡眠习惯并不容易，许多强迫症病友就有睡眠问题，我们总在无意间将"早睡早起"的劝诫抛在脑后，或被浅眠、失眠困扰着。以下是一些小技巧，能帮助我们养成良好睡眠习惯。

注意饮食

有些朋友对咖啡因的反应强烈，喝了咖啡因含量高的茶、奶茶、咖啡、能量饮料后，晚上辗转反侧，难以入眠。如果具有这样的体质，则应控制自己的咖啡因摄入量，如购买饮品前查看咖啡因含量、少喝或不喝高因饮品等。

规律作息

在培养睡眠习惯前，先要确定好入睡、起床时间，并将其固定下来。随着时间的推移，我们的身体会逐渐适应这一节律，

---

① Möller-Levet CS, Archer SN, Bucca G, et al. Effects of insufficient sleep on circadian rhythmicity and expression amplitude of the human blood transcriptome[J]. Proc Natl Acad Sci U S A. 2013, 110(12): E1132-41.

让我们自然而然地在固定时间困倦、清醒。

若要设定作息时间，需考虑以下几点。

首先，建议在 21:00 到 23:00 之间入睡，这样身体能够获得很好的激素分泌和自我恢复效果。此外，我们的睡眠是有"睡眠周期"的，一般在 90 分钟左右，当我们在一个完整的睡眠周期结束后醒来，就会精神更好。

因此，我们的入睡时间最好设在 21:00 到 23:00 之间，起床时间最好设在入睡的 7.5 个小时后，睡足 5 个睡眠周期。在事务繁多时，可设为 6 个小时（4 个睡眠周期）；补"睡眠债"时，可设为 9 个小时（6 个睡眠周期）。

在我们刚刚改换作息时，会有些难以入眠，此时不需勉强，可以做点事，到有困意时再入睡，第二天继续准时休息。往后的每一天，都坚持在这一时间段休息，慢慢地，身体节律会向着新的作息时间改变，我们就能轻松、自然地早睡早起了。

入睡提醒

设定好自己的作息时间后，用闹钟设置入睡提醒。

假如决定 23:00 入睡，就设好 22:30 的闹钟，保持不变。每天提前半小时的入睡提醒，能帮助自己形成入睡习惯，为自己留下睡前准备时间。当然，入睡准备所需时间长的，可根据自身情况，将提醒时间往前移。

手机不上床

将手机带上床，是许多人熬夜的祸根。

钻进被子里，下意识点开手机，刷各类 APP，时间一晃而过，再回过神来已是凌晨一两点了。我们的上床时间本就已近入睡时间，又抱着手机不放，大肆挥霍原有的睡眠时间。就这样，"晚上睡不着，早上起不来"成了生活常态。

因此，为了良好的睡眠质量，手机不要带上床，要放得离床有一定距离。

这样做，有两点好处。首先，不会因手机傍身而耽误睡眠，我们可以更早入睡。其次，早晨手机闹铃响起时，我们要起身走一段路，才能按停闹钟，便能帮助我们更快清醒，以免误时。

睡眠环境

有时候，我们难以入睡的原因，可能仅仅是环境中一些微小的不适。

不舒服的被子、放在被子外的脚、电脑发出的噪音、其它房间透过来的光线……因此，花些心思布置一个良好的睡眠环境，会协助我们更好入眠。

更换床品、注意室温、减少噪音、屏蔽光源，在需要的情况下，还可以戴上眼罩、耳塞，用上助眠香薰……让自己舒舒服服、心无挂碍地休息吧。

全面放松

急促的呼吸、繁杂的思绪、紧张的身体都会让我们难以成眠。因此，躺在床上时，可以用调息、冥想、全身放松的方式，让自己松弛地入眠。

睡眠日记

存在顽固失眠问题时，记睡眠日记，追踪每日睡眠状态，能帮助我们追寻问题所在，从而更好地加以解决。写光源笔记的朋友们，可以把每日睡眠状况记在"轨迹"区域。

如果总为睡眠问题所扰，可以在日记中设立一个"睡眠专题"，将安眠的好方法一一收集，在实践探索中寻找最适宜的安眠法。

假若坚持调整睡眠质量一段时间后，还是浅眠、失眠，可以寻求医学帮助，也许出现了什么病症，导致长期睡眠问题。

从多方面着力，积极寻求对策、调整状态，才能最终拥有理想的睡眠质量。

饮食

有句耳熟能详的西方谚语"You are what you eat"（人如其食），昭示了饮食与我们的密切关系。虽然稍显夸张，但难以否认的是，饮食习惯的确在无形中塑造了我们。

身在"民以食为天"的国度，我们拥有源远流长的饮食文化，对"吃"一向有要求、有讲究。川、鲁、粤、苏、浙、闽、湘、徽等各地美食，炒、爆、熘、炸、烹、煎、煮、烩等烹调方式，让我们大快朵颐、大饱口福。外卖平台也于近几年兴起，让我们能极便利地享用美味佳肴，也使我们更趋向于选择可口的饭菜，而不是健康的饭菜。

我们热爱美食，因为它能满足味蕾的享受、抚慰焦虑的心绪。但是，饮食除了迎合味觉享受之外，还要为我们提供优质的营养、能量。若习惯于将"味道"置于"营养"之上，甚至完全忽视营养需求，健康的天平便会就此失衡。

营养学界有一个名词"空热量"（Empty-calorie），形容"高热量、低营养"的食物。糕点、零食、快餐、饮料等食物，就是典型的空热量饮食，它们能量密度大，营养价值低，油、盐、糖、脂含量高，会让我们身体肥胖、思维滞钝、情绪失调、精神涣散、行动迟缓、寿命缩短。保持不健康的饮食习惯，就是在损害自我系统的各个元素，我们将为此付出意想不到的代价。

我们应该逐渐远离有害的饮食习惯，进入健康的饮食模式中。

营养学界推荐的饮食模式有五大特点——充足、均衡、控制热量、适量、多样化。[①]

[①] 弗朗西斯·显凯维奇·赛泽，埃莉诺·诺斯·惠特尼. 营养学: 概念与争论[M]. 王希成，王蕾，译. 北京: 清华大学出版社, 2017.

充足：食物提供充足的纤维、能量、营养素。

均衡：保证摄入的营养素均衡，适量而不过量。

控制热量：食物提供维持正常体重所需的能量。

适量：控制糖、盐、脂等摄取量。

多样化：每天所选的食物都有所不同。

要这样记住是很困难的，我们可以把它简化一下："纤维、营养、能量摄入均衡，成分健康，食材多样。"

要让我们改变多年的饮食习惯，并不容易，我们可以从改变认知、认同开始，平时多读些营养学知识、订阅些健康饮食的新媒体账号，深化理解、强化动力。还可以运用以下的技巧，逐渐培养健康饮食习惯。

减淡口味

受中西快餐、加工食品影响，我们的口味变得越来越重，更青睐高糖、盐、油、脂的食物。但重口味的食物，往往不健康，对身体、心灵都是负担。吃惯了香甜暖腻、火烁油煎的东西，亦会养成依赖性，没味道就没胃口，合胃口又吃得多，就这样被口腹之欲所困，把自己吃得腹胀、倦怠、消化不良，整日昏昏沉沉、浑浑噩噩。

我们需要慢慢地将自己的口味减淡，让自己真心喜欢上清淡的滋味。"清淡"不是"寡淡"，在适应之后，反而更能尝出食物原本的真味，它熨帖、爽口、舒展，像新雨一样浸润唇舌，也让我们的心志清明。

每日用餐时，开始有意识地加大清淡食物的比例，慢慢地引导自己，逐渐更新、丰富脑中的食物地图，让自己在一段时间之后，想到用餐，就会想到清淡可口的菜式。如果自己做菜，可以搜寻清淡又好吃的食谱；如果常点外卖，可以寻找清淡又好吃的菜品。一定要选择合胃口的菜，强迫自己尝试健康但不爱吃的菜，只会让自己更厌恶清淡饮食，引起反效果。

一旦我们逐步调理好口味，以前吃起来过瘾的食物，现在吃就会感觉过咸、过辣、过油、过甜。这些厚味的食物，慢慢地让我们难以接受了，我们会更多地摄取清淡、天然的食物，让它们为身体送去优质的养分，亦怡养我们的心灵。

崇尚天然

番茄、生菜、玉米、甘蓝、奇异果……沐浴着阳光雨露的天然食物，富含人体所必需的营养素和膳食纤维，能让我们营养充足、神采奕奕。不仅如此，它们的能量密度还很小，加工食品吃几块就热量超标，而天然食物即使吃得心满意足，也难有肥胖之虞。

因此，我们在日常生活中，要与天然食物为伴，减少加工食品的摄取。多吃糙米粗粮，少吃白米白面；选择蔬菜沙拉，远离蔬菜饼干；食用新鲜水果，少吃果冻果干……天然食物所带来的清新风味、优质营养，是加工食品无法比拟的。当我们清楚知道这一点，离轻盈、健康的自我就不远了。

清晨饮品

在早上饮用自制的营养饮品，摄入每日所需营养，是很好的改善膳食方法。

首先，它十分便捷、省时、省事。虽然我们知道每日要吃足量的蔬菜、水果、谷物、乳制品，但平时很难有耐心、时间、精力来一份份地准备、携带、食用它们。将这些食材搭配后榨成一杯饮品，就省事得多。我们能更轻松地完成营养搭配、摄取，就能更好地坚持健康的饮食习惯。

举个例子，我们都知道蓝莓富含花青素，对保护视力、增强免疫力、延缓衰老有好处，但一颗颗地食用起来，摄取营养的效率较低。假如将蓝莓和酸奶、牛油果等食材打成奶昔，那就方便许多，咕嘟咕嘟几口就把各类营养纳入腹中。

其次，我们可以通过搭配食材、调配口味，让营养食品变得更为可口，从而更轻松地养成健康饮食习惯。

在确保食材搭配安全、健康的前提下，大胆地发挥自己的调配创意，为日常饮食增添几分趣味吧。

养元

耳朵、眼睛、牙齿、关节……

这些都是容易出毛病，但又难以逆转变化的身体关键部位，一旦这些关键部位出现了损耗，听力下降、视力模糊、牙齿酸疼、腿脚不便……会给我们带来无数烦忧。这些身体问题又将影响自我系统的方方面面，使其难以维持平衡。

因此，在日常生活中，我们要养护这些关键部位。

我将这一习惯称为"养元"，"元"亦有"要素"之意，称呼起来明白晓畅。

养元不难，主要在于"形成养护意识"，知道什么该做、什么不该做。以下有一些养元的思路、技巧，可供参考。

养护牙齿，可定期洗牙，饭后漱口，用巴氏刷牙法[①]清洁牙齿，用牙线或水牙线清除牙缝间残渣。

养护听力，则莫乱采耳，音乐播放音量适中，在高噪音环境中佩戴耳塞，防止污水、异物进入外耳道，洗澡、游泳后清洁耳道，时常按摩双耳。

养护视力，则可开启电子产品护眼模式；佩戴防蓝光眼镜；手机、电脑屏幕贴上防蓝光膜；避免在昏暗的光线下读书、写字、使用电子产品；用眼一段时间后放松、按摩、远眺。多眨眼，缓解眼部干燥；多吃枸杞子、枸杞叶明目；多食用豌豆、西兰花、胡萝卜等富含维生素 A 的食物。

[①] 前牙舌腭侧如牙弓狭窄可将牙刷垂直，牙刷毛进入龈沟及邻间隙约45°角，对着牙长轴作短颤动。颌面的刷牙动作是将刷毛紧压颌面，使毛端深入点隙，作前后牙方向的颤动。

养护关节，要注意关节保暖，多吃富含钙质、蛋白质的食物；在进行深蹲、跳绳、登山、跑步等运动时，要注意姿势、时间、频率，以免给关节带来不可逆损伤。

当然，方法不限于以上这几项，需要养护的部分也不仅仅这几处。朋友们在日常生活中，可以探索出一套专属自己的养元方法，保证身体机能谐和运转。

清理

清理，是"清洁"与"整理"。

它包含对自我的清理，也包含对外界的清理。

清理自我，既要清洁身体，也要清洁心理。以日记清理思绪，以冥想清理情绪，以睡眠清理大脑，以沐浴、饮食、运动清理身体，让身心皆处于干净、清爽、无负担的良好状态。

对外部世界的清理，也是养护我们时常所处的能量场。物归其位，井然有序，大大减少平日出门准备、搜寻物件的时间，为我们省心省力，将自己置身于良性能量场中，时时感觉开阔、舒适、愉悦，受到正面能量的给养。

以下是一些清洁身体、打理环境的小技巧，能帮助我们形成良好清理习惯。

一进一出

家里的东西，如果只进不出的话，就会越堆越多。长此以往，收纳越来越困难，不管如何收纳也有环境杂乱、空间逼仄之感。

因此，我们管理家庭用品时，要遵照一个原则：一进一出。

采购的量与清除的量保持平衡。当我们买进东西之时，就要考虑该把什么东西清理掉，以便把空间腾出来。这样，家里的东西就不会"无限繁殖"，将我们淹没。

善用工具

许多时候，单凭双手和基础用具，不一定能达到很好的清理效果。用上称手的工具，能够帮助我们解决这一问题。

在身体清洁方面，我们可以随身携带纯水湿巾，出门时擦拭灰尘，饭后擦嘴、脸、手；用电动牙刷清除牙渍、牙菌斑；饭后用水牙线护理口腔。收纳时，活用篮、盘、盒、瓶、簿、架、箱，充分利用收纳空间。我们还可用自动化清理电器，优化生活体验，如用扫地机器人清洁地面，用洗碗机清洗餐具，用洗烘一体机洗晾衣物……

善用工具，也是善待自己。

随手清理

我们总习惯时不时来个大扫除，把家里清理干净。但这一惯性思维，却可能在无形间引发负面后果。

果壳、瓜子、纸巾、碗碟逐渐堆积起来，我们坐视不理，想着到时候一同收拾干净。结果看着放任后逐渐恶化的乱象，又开始"畏难"，一再地拖延。结果越拖延越乱，越乱越拖延……这又是一个恶性循环。

在不打扫的日子里，我们以为自己放松了，却事与愿违。无序的杂物、混乱的环境、躁动的心猿、滞闷的能量场都在各个方向朝我们施压。虽然我们还未行动，但已经在为拖延的清理任务付出代价了。

反正早晚都要清理，为什么不及时清理呢?

回家后，鞋子及时放入鞋柜；收完衣服，及时分类归位；做菜时，在空闲的间隙随手清理厨余；洗漱完，顺手擦一擦洗手台；看电视时，边看边把桌上物件整理好；坐着聊天时，边聊边收拾沙发上的杂物；在冰箱拿东西时，顺手把不要的食材扔掉……

这样一来，既活用了闲置的碎片时间，又省去了不少麻烦。只要形成随手清理的意识，就能在日常生活中，轻轻松松地收纳杂物、清洁环境、焕活能量场，生活也变得加倍可爱了。

养成习惯方法

接下来，是一套培养习惯的有效方法。

用好它们，我们便能循序渐进地养成各类习惯。

一、让习惯"落地"

当我们要养成一个习惯时，首先要让其"落地"——确定行动的时间、地点、频率、方式。

我们都明白，要好好吃饭、早睡早起、时常运动，但是落到每个人生活的实处，就有千变万化的形式。只有把习惯具体化，切实地嵌入日常计划中，才算激活了习惯。否则，它往往会虚无缥缈地存在于我们的愿望中，迟迟无法启动。

因此，在开始培养习惯前，给自己一些时间，制定习惯行动方案。最好写在笔记中，帮助我们厘清思路，也方便追踪进展。

想象与现实存在差异，因此，我们设计的行动方案也会在实践中发生变化。但我们会在日复一日的坚持中，逐步与习惯磨合，最终调整、设计出最适合自己的行动方案。

二、巧用"活化能"

"活化能"（activation energy）本应用于化学领域，指"使特定反应产生所需的最低能量"。习惯研究专家詹姆斯·克利尔指出，这一名词也可以准确地描述习惯的特性："当要进行的行为越困难、越复杂时，启动它所需的活化能就越高。"[①]

换句话说，当要进行的行为越方便、越简单时，我们就能越轻松地开始它，反之则不然。去健身房锻炼"太远"，自己做饭"辛苦"，到书店买书"麻烦"……这些习惯中止的原因，一部分在于动力与意志力欠缺，一部分在于认知、认同不足，还有一部分在于活化能过高。

在我们动力、意志力充足，认知、认同充分时，即使行动的活化能偏高，我们也能完成行动、养成习惯。但在我们处于低动力、意志力状态，对行动的认知、认同不足时，活化能的高低就对行动效果影响很大了。

"活化能"是习惯养成的一个位面，也是我们进行轻松、自如的自我管理的一个节点。即便我们已经掌握了动力、意志力、认知、认同的培养方式，也不妨巧用活化能，让习惯养成更加轻松、简单。不仅如此，我们还可以借由这一概念，审视先前养成习惯的流程，将其进一步优化。

[①] James Clear. The Chemistry of Building Better Habits[EB/OL].https://jamesclear.com/chemistry-habits.

以下介绍三个技巧，巧用活化能，帮助我们戒除坏习惯、培养好习惯。

让好习惯方便 / 让坏习惯不便

这就是"提高坏习惯活化能，降低好习惯活化能"。

思路非常多，但万变不离其宗，遵循这一核心理念，便能为好习惯助力，让坏习惯熄火。举些具体例子，加深理解。

出门前总找不着钥匙，就在门边贴一个挂钩，出入都方便取放钥匙；想画画，又觉得清洗工具很麻烦，就先从电子作画开始练习；想带盒饭上班，办公室又没有微波炉，就买个电热饭盒，随吃随热；养成喝水习惯时，使用更大的水杯、水壶，免去频繁添水的麻烦；控制食量时，卸载外卖 APP，将餐具换成小碗；和家人约法三章，设置坏习惯惩罚制度……

这些方法，都抓住了"让好习惯方便 / 让坏习惯不便"的核心，从这一中心还能延伸出无数思路，大可发挥我们的创意，设计各类方法。

检查"行为链条"

我们的习惯并不是无法拆分的整体，而是一串行为链条。詹姆斯·克利尔称其为"中间步骤"（Intermediate Step）。

我先前提到，要让习惯"落地"，需将习惯具体化，切实地嵌入日常生活中。

很多人将习惯具体化时，往往是这样思考的："晚上八点去健身房运动，每周运动两次。"但我们行动起来，却远没有这一句话表述得这么简单，因为它过于简略，忽视了许多隐含的行为链条。

真要行动起来，比这一句话复杂得多：选择健身房，办理会员卡，查看健身课程时间，和自己的空闲时间作对照，定下健身时间段……这只是前期准备，仅"选择健身房"一项，就需要考虑距离、价格、健身设备、健身课程等因素，需在实地考察之后才能得出结论。在我们做了种种前期准备后，还很有可能因健身房来回时间长、锻炼高峰期器材不够用、不适应健身房锻炼模式等原因搁置运动计划。在我们不适应这一行动方案时，情况已产生了微妙的变化——我们已付出了时间、精力、金钱代价，但又无法说服自己继续践行计划。换计划不甘心，继续计划又不乐意，我们卡在了自己的行动方案里，运动习惯就这样搁浅了。

我们陷入这一境况的核心原因在于，设计行动方案时，没有检查行为链条。

我们忽略了许多细微的行为链条，将行动过于简化、理想化了，当我们真正行动时，不是在这里卡住，就是在那里绊倒。

因此，在制定行动方案时，要将行为链条细化，检查每个步骤所需的活化能，尽可能加以优化。假若整个行动方案所需活化能很高，就要考虑行动的核心定位是否适合自己。或许这时候，我们应该为自己重新设计一套行动方案了。

微习惯

美国畅销书作家史蒂芬·盖斯（Stephen Guise）偶然发现了"微习惯"这一技巧，并通过同名著作《微习惯》（*Mini Habits*）将其广泛传播，帮助许多人提升了行动力、培养了好习惯。

微习惯的核心理念是：将想要养成的习惯换成"微缩版"。

具体地说，就是"把'每天做 100 个俯卧撑'缩减成每天 1 个，把'每天写 3000 字'缩减成每天写 50 字"。

这恰恰符合降低行动活化能的理念。

它之所以能有效果，就是因为，它让习惯轻松得不能再轻松了，也就减少了畏难心理，增强了行动力。我们能从这一微小行动中逐渐适应习惯，在适应之后就可以自然而然地增加难度，慢慢过渡到更高标准的行动中。

史蒂芬·盖斯这样生动地描述它的效用："微习惯策略就像走到圆圈的边缘，然后向外迈出一步。这是一个相对不舒适的地方，但因为你知道走一步就可以回到舒适区里，所以差别不会很明显。也许在前几次尝试时，你可能会退回舒适区里（在只实现了微目标后）。可当你继续向圆圈外走去时，你的潜意识就会逐渐适应，接下来你的圆圈就会拓宽（我指的是微习惯开始形成）。这种拓宽能永久改变你的舒适区的界线，靠的是微习惯的力量。"

带着"试试也无妨"的轻松心态，踏出这一步，以后的路看起来也没那么难了。就像恐怖文学大师史蒂芬·金（Stephen King）所说："最吓人的始终都是你开始之前的时刻。从那之后，情况就只有往好处走了。"

三、置身"加速场"

在《掌控习惯》一书中，提到了一个有趣的实验。

美国马萨诸塞州总医院医生安妮·桑代克（Anne Thorndike），通过对医院自助餐厅进行布局，使医院苏打水的销量下降了11.4%，瓶装水的销量上升了25.8%。她所做的只是——在餐厅所有点餐台旁放上瓶装水。

没有口头劝诫，只通过改换环境中物件摆放的位置，就有了质的变化，环境对习惯养成的力量可见一斑。我们可以通过布置环境对自己、对他人进行引导。如在各类环境中，设置多种好习惯的"触发物"，引导自己做出健康的选择。家中放于明显位置的健身器材、冰箱中的健康食材、床边摆放的书籍、桌上的计划日历等，都是好习惯的触发物。

这些触发物，构成了习惯的"加速场"。

在我们生活的环境中，存在着许多行动的"加速带"与"减速带"。和赛车游戏相仿，当我们穿过连续的加速带时，速度快得令人惊讶，但若随处皆是减速带，行驶起来便慢慢腾腾。由此看来，若环境中加速带多于减速带，便是"加速场"，反之则是"减速场"，虽然都是能量场，但各自对行动能量有着"增益"或"削弱"的作用，对各类行动产生着"助力"或"压力"。

我在"引导心态"的部分，已提过外部世界对行动的导向性，商场、餐厅、学校等，其实皆经过特意设计，形成对各类行动的加速、减速场。外部世界所产生的助力、压力大都是无形的存在，并不会白纸黑字地标识出来，以方便我们识别。

打开思路，拓宽视野，处处皆是行动的加速、减速场。不论是我们所处的时代、地域、文化，还是我们每日所摄入的食物、使用的物件、选择的路线、结识的朋友、参与的活动、浏览的网页……都对各类行动产生着助力或压力。正因为这些潜在的力量都无形地存在着，便更具有迷惑性，往往使我们将其看作"生活的理所当然"。

因此，我们更需要对无处不在的加速场、减速场，对无形的助力、压力形成意识，练就观察力。选择、构建加速场，调整、避开减速场，充分利用助力，尽量弱化压力，让自己持续地被"赋能"，轻松而高速地前进，而不是徘徊于泥沼中而不自知。

在我们想专注行动时，除了清理环境中的减速带，增加环境中的加速带，还可以有意识地让自己置身于各类习惯的加速场中：锻炼外语时，和外国人交朋友，置身于语言学习的加速场；养成运动习惯时，加入户外活动群，置身于运动的加速场……

有意识地塑造环境，借此让环境塑造自己，多奇妙。

四、绑定习惯

将新习惯与老习惯"绑定"，能让我们更快地养成新习惯。

具体步骤很简单：在老习惯完成后，实行新习惯。

这一方法的设计者，行为科学家 B. J·福格（Brian Jeffrey Fogg）将其称为"锚定"（Anchoring），意即"根深蒂固的老习惯，像锚一样拉动着新习惯前行"。

我觉得"绑定"挺符合中文语境，贴切又顺口，便用了这一词。

我们按照这一理念，可以自行设计出许许多多适合绑定的习惯，并在日常活动中开展起来。比如，早起漱口时，做 20 个腿后抬运动；到办公室工位后，泡一杯热茶；完成工作后，做50 个伸展动作；播放英文歌曲后，学习发音咬字……

在设计时，不需要把习惯的前后顺序框定死，在老习惯进行时，同时开展新习惯也能有出色效果。我就通过这样设计，养成了两项新习惯，既节省了时间，又让新习惯极速嵌入了生活中。

一日，我突发奇想，要练左手写字。此后，每当练字念头浮现时，我便用左手写几笔。但拿出空白时间专练左手写字，总觉有些奢侈，故习惯培养得断断续续、磕磕绊绊。某天，脑中灵光一现："我每天都要写计划，何不用左手写每日计划？"就这样，在我将"左手写字"和"每日计划"绑定起来的当天，这新习惯就被固定下来了。往后每日，我都以左手习字，并乐在其中。

后来，在我想练习发声方法时，也沿用了这一思路，把"练声"和"晨读""晨练"结合起来。"练声"和"晨读"都是新习惯，"晨练"是老习惯。我将三者叠加起来"一带二"，边做腿部锻炼，边读书练声。这样一来，我既可以练声，又可以学习知识，还顺带为一旁的父母传播新知，一箭三雕。这一习惯也是当天就养成了。

读到这里，可能会有人质疑真实性："习惯养成的周期不是21天吗？"

其实，"21天习惯理论"并不准确。这一理论曾风靡一时，出现于无数网页、资料、书籍中，导致许多人一想到"习惯"，就想到"21天"周期。

要追寻这一理论的源头，需回溯至60多年前。

1960年，美国整形外科医生麦克斯威尔·马尔茨（Maxwell Maltz）出版了心理学著作《心理控制术》（*Psycho-Cybernetics*），意在通过各类技巧，帮助人们改变"自我意象"，从而改变性格与行为。在当时，书中的论点很具开创性，引发了广泛关注与推崇。

此书强调，读者要放下对书中新鲜理论的疑惑、成见，先实践书中的练习 21 天。之所以强调"21 天"周期，缘于他行医的经验。他写道："整容手术后，要让受术者习惯他的新面容，平均需要约 21 天时间。在手臂或腿部截肢后，'幻觉肢体'现象会持续 21 天左右。人们必须在新房子里住大概 21 天，才开始有家的感觉。这些现象与其它常见现象意味着，新心理意象的形成需要最少 21 天时间。"[1]

至于"自我意象"与"习惯"的联系，他是这样在书中陈述的："我们的自我意象与习惯是同步的。改变一个，也就自动改变了另一个。"因此，要用 21 天时间，来改变习惯行为、感受、思考。[2]（1969 年原文版本强调习惯实践"21 天"，在中文译本中为"30 天"）

"21"这一数字足够简明、确切，方便理解、记忆、传播，马尔茨博士的研究在其时又极富开创性，吸引了一大批拥趸。自此，"21 天养成习惯"这一理论，被广泛传播，几乎成了社会常识。

---

[1]　Maxwell Maltz.PSYCHO-CYBERNETICS[M].POCKET BOOKS:New York,1969:xiii.

[2]　Maxwell Maltz.PSYCHO-CYBERNETICS[M].POCKET BOOKS:New York,1969:132.

对此，我有几点想法。

首先，将《心理控制术》原文中"至少 21 天"简化为"21 天"本就是"以讹传讹"，理解已经存在偏差了。其次，自我意象与习惯同步与否，尚有待论证。再退一步说，哪怕自我意象与习惯真同步了，也不能将其改变框定在"21 天"节点上。人与人之间存在巨大差异，基因、大脑、身体、心理、体验都各有不同，实验数据也随着技术、工具、样本、方法的变化而变化着，不能以僵硬的心态看待数据。

2010 年，一项针对 96 名受试者、为期 12 周的实验显示，受试者们习惯成型的时间从 18 天到 254 天不等，习惯平均养成天数为 66 天。[①]

于是，网络上又兴起一项新论断 ——"养成习惯需要 66 天"。

这项实验的确提供了很具参考价值的数据。但往深一步想，假若这一实验中，习惯的内容变化、实验的对象变化，则数据又会有所不同。倘若实验恰好包括"养成左手写字习惯"，又恰好选中我做被试者，平均值自然会被拉低，实验样本中就会出现一个可疑的数字"1"。

还是那句话，要用"活"的眼光看问题。实验数据要掌握，但不能被它束缚住手脚。

---

① Lally, P., van Jaarsveld, C.H.M., Potts, et al. How are habits formed: Modelling habit formation in the real world[J]. Eur. J. Soc. Psychol. 2010, 40: 998-1009.

一天养成习惯的确不合常理，但我想，也不能这样就把我"开除人籍"。

大胆地想象一下，假若让诸位每天早上去领一袋金子，这习惯绝对可以一夕之间形成。这么说来，我们本就具备快速养成习惯的条件，只在于习惯本身，能不能按下我们内心的按钮。

我们将在下一个方法中，探讨其内在原理。

五、正强化、负强化

把小白鼠放在特制的箱子里。

在这箱中，小白鼠到处跑动，假若碰到了杠杆，食物就会从分配器里滚出来。在一段时间的摸索后，受食物的奖励性刺激，小白鼠便经常按动杠杆，以获得食物。

当给箱子通上电，小白鼠会被脚下的电流刺得惊慌不已，但碰到杠杆时，电流就会停止。在一段时间的摸索后，受电流的惩罚性刺激，小白鼠便一直按下杠杆，以避开电流袭击。

这就是著名的心理学装置"斯金纳箱"（Skinner Box）。它促成了行为主义心理学中"强化理论"（Reinforcement Theory）的成型——"如果一个操作行为发生后，接着给予一个强化刺激，那么行为强度就增加"。

"正强化"是通过令人愉悦的奖励性刺激，让人们重复某种行为；"负强化"是通过中止不愉快刺激，让人们重复某种行为。这一理论已被广泛应用于教育、管理、游戏、营销等行业，渗透入社会的方方面面。

我们皆在被"正强化"塑造着行为。现今的种种商品，尤其是电子产品，把"用户体验"研究得极透彻，将"积极反馈"植入每一次交互中。这些精巧的设计品开启了"众妙之门"，持续刺激大脑奖励中枢，使多巴胺大量释放，让我们不由自主地想继续观看、继续刷新、继续使用……在正强化的刺激下，一项行为习惯就这样迅速形成了。

"负强化"也在暗暗引导着我们的行动。看看如今的广告，这一制造"渴求"的艺术，通过语言、情节、意象等元素，提醒我们存在的"缺失"，并保证："这些'缺失'可由商品弥补！"这就是应用"负强化"技巧刺激消费。不够白的牙齿、不够瘦的身材、不够新的手机、不够快的车子……它为我们设定了标准，并说服我们进入这一空荡荡的框架内，再用商品把空缺填满。同理，在教育、管理、社会观念中，这样的负强化刺激也比比皆是。分数、排名、学历、业绩、财产……它们像地球仪上的经纬度一样，把我们"定位"。当我们没能达到标准时，潜在的压力、他人的评价、社会的成见便会成为脚下的电流，让我们手忙脚乱地寻找出路。

不可否认的是，正强化、负强化的确极富成效。看看我们是怎样被电子产品迷得神魂颠倒，又是怎样被广告激发消费欲望就知道了。但在养成习惯时，实践"强化理论"并不是要我们把自己当成"斯金纳箱"中的小白鼠，也不是让我们自我洗脑，硬挤进社会标准中，而是让"强化理论"成为启动引擎的燃油，帮助我们尽快上轨道。

将行动"正强化"的方法很简单——将行为与"愉悦性"绑定。

我们可以让行为有趣起来、让过程更加愉悦、在行动之后给自己奖励。比如，练习英语时，学唱最喜欢的英文歌；学习绘画时，为最感兴趣的主题作画；打扫房间时，全家比赛，清洁得最干净的有奖励……

将行动"负强化"的思路就是——将行为与"必要性"绑定。

把自己置身于不得不行动的境况中，倒逼自己行动。比如，想要提升英语水平，便报名参加英文竞赛；想要提升语文水平，便申请为学校公众号写文章；想要早起，就约好每日叫朋友起床；想要大扫除，就邀请长辈来家里做客……让自己破釜沉舟，便不得不背水一战了。

六、坚持

假如在平面上倒水，水会向四处漫溢，成为一滩水渍；假如在平面上放一排管道，将水灌入，水会顺着管道的方向流淌；假如在平面上反复刻划出凹槽，水就会在凹槽中聚合，并向前流动。

这三种状态，呈现出习惯养成的三个阶段。

第一阶段是无引导的行为流动，松散、无序、低效，我们的时间、精力被无数事物吸引着，无法凝聚前行；在第二阶段，我们开始有意识地引导行为，让它朝着设定的方向前进；到了第三阶段，习惯的神经回路已然形成，行为组块安装完毕，"自动模式"开启了。

要到达第三阶段，不费力气、自动自发地行动，有时需要量变到质变的转化——坚持长时间、多次地重复行动。

如果活化能、行为链条、加速场、强化条件等设计得当的话，习惯可以快速地养成，但在条件不允许、环境不理想的情况下，要养成习惯就要靠长时间、多次的重复行动，让它在自我系统中逐渐生长、苗壮、强大起来。

坚持的力量不可小觑。

我们的每一次行动，都会为习惯的动向划出痕迹。在我们行动时，大脑中相关的神经元同时启动放电，相互连接起来，随着一次次的坚持，这些连接会越来越多、越来越强，逐渐构建起高效的神经回路。行动从最初的艰涩、卡顿变得轻松、愉悦、流畅，最终突破量变到质变的临界线——我们在大脑中划出了"自动轨道"，完完全全地驾驭了行动，将其内化为自己的一部分。

习惯就这样形成了。

以上就是习惯架构的建立方法。

当我们将自我系统的内部环境、外部环境搭建完成时，优质的自我系统就构建完毕了。到那时，内部世界将不再如以往那般混乱、无序、昏暗，而会是一个辽阔广远、光华流转的崭新天地，而自我系统也能带领我们，灵活地在自我、内境、外境中保持平衡，进入满足而和合的幸福状态。

在下一章，我们将回顾走过的长路，为这一次旅程画下一个圆满的句点。

我的故事

自降生后，我便在潮流中浮沉着。

这个我，弥散于反应、感知里，和他人的笑容、沉默、话语融合在一起。在心智尚未成形时，我是被交付、被塑造、被选择的，在这个旋转得让人晕头转向的世界里，我只在场景转换间走着过场。看见一张张陌生的脸，听见许多音节，被领着去各个地方，知道了什么是家，什么是幼儿园，什么是学校，明白了要学习，要考试，要工作，生命可以这样依序滚动下去，无需自我的参与。

妈妈总说："小时候你多乖啊，见到叔叔阿姨都会笑着打招呼，也不哭不闹，特别有礼貌。"

这不是我，但又是谁？

那样笑着的记忆，半点也不存在。

相反，我对他人最初的感受是"厌恶"。在我尚是幼童时，他们随意地在我身上捏掐，用牙齿咬我，吮我的肉，留下牙印和口水渍，并以此为乐。在那些行为之下，是全然不可抗拒的压力，是笃定的轻浮。

我又怎么会笑呢?

我想，那样的笑只是条件反射。

压抑自己的厌恶，笑出来，不为什么，为了让别人高兴。

后来，从他人的眼神、玩笑、推搡、唾骂里，我知道了自己是被厌恶的孩子。他们不仅讨厌我，而且乐于让我知道这件事，也乐于让更多的人参与狩猎。

原来我的痛苦，是让别人高兴的事。

那么，虽然我压抑着自己的感受，让他人高兴，他们却并不会压抑自己的厌恶，反而以此为乐。

"真恶心。"

世界的天平坍塌，一切都在向下滑落，我找不到平衡点，没有办法收束自己，思维到处漫散，情绪不可控地颤抖，我反刍心底泛出的愤怒、失落、厌恶，它们已经难舍难分，像一滩灰蓝色的凝胶覆盖于日常表面。

晃荡着下坠的时候，我只觉得恶心。

随后，强迫症爆发。

一切都被白热的光炙融了，我被无数的力拉扯着，恐惧寄生于每一个细胞里，密集的话语爬过皮肤，本就所剩无几的自我被腐蚀得中空，透着绝望的呜咽。

要结束这痛苦，只能自我疗愈，或结束生命。

但我还想活下去。

要活下去，就要让粉碎的自我凝聚起来，把满身的伤口缝补好。我在思潮的缝隙里找寻创口，精神紧张、情绪动荡、思维裂解、肌体僵硬、行止失控，皆是强迫症溃烂的伤口。内观、调息、冥想、倾诉、书写……我用了数年时间让伤口痊愈，又用了数年时间意识到，最深的问题在内里。

为了挖掘病症根源，我把视野放远。

像观察天体一样，转动着审视自我。

一个微妙而复杂的生态圈展现于眼前。各个元素互渗着生长，在千丝万缕的联系里，于瞬息万变的动向中，形成一个繁密精微的活系统，与外界震荡出多向的波纹，共同构成更为广伟、宏大、庞杂的生命体。

虽然自我如同外部世界的一个细胞，但每个人的内部世界都搏动不同的频率，呈现不同的样貌。我，作为自我的主体，手握着改造内部世界的权力。

这才是最最重要的。

我不再只是一个分子，一个过场，一个小丑，而是一个世界的主权者。我可以毁灭那个暗无天日的世界，创造辽阔、璀璨、光华流转的新世界。

因此，我开始了溯源的征途。

心态、能力、习惯、熏陶，在时间、体验、思考的沉积中，融汇、洗濯、凝炼而出，它是极自然、有机的过程。在我的观望、调整、梳理过程中，自我的状态逐渐向平衡态趋近，内部世界的骨架同时成长起来，相互地呈现出彼此的踪影，逐渐丰实，有生命之流于其中流淌。

这样的说法或许过于玄妙，但回望我的旅程，铺展于眼前的画面即是如此，尽是真实、贴切、鲜活的，当我试图将时间压缩，感官亦被凝合为晶体，光耀夺目，令人视之忘言。

此四句诗，可表我意。

"悠悠空尘，忽忽海沤。浅深聚散，万取一收。"

后来，爸爸对我发了一句感慨："你又变成小时候的样子了。"

是啊，我又能像打开礼物一样感知世界了。

一切又重是新的了。

从自然再重回自然，这一个生命的圆，我走了很久很久。

那个动荡、破碎的世界，再也不能影响我，现在我所看到的一切，亦近亦远，亦实亦虚，既鲜活，又宁和，既有此在的生命力，又同存于谐和的韵律中。

我凝视过去、现在与未来——

"一切好像是结束了，又仿佛是刚刚开始。"

第十章

溯源疗法总结构

——从过去到未来

在错综复杂的迷宫里，我们点亮了火炬，拿出了罗盘，画下了地图，越过重重壁障终于走出迷宫。现在，我们在山谷间踱步，黎明的曙光穿越层层迷宫，透过清晨凉爽的山风，打在身上。

这一章，我们放慢脚步，回望前路。

在前文中，需要进行详细的论述，无法让疗法总结构展现得一清二楚。如今，我们已对内容了然，便可将总结构梳理出来，使文脉清晰呈现，让我们更好地回顾、展望、前行。

现在，你们可以坐在草地上，趁晨光清爽，让我为你们重温过去的旅程，打扫所有的脉络，许多尚不清晰的，现在都能呈现得清清楚楚。

一切脉络呈现之后，我们当能俯瞰新世界所有的山川、生灵、草木、江流。

我们从迷宫中所闻的第一声青鸟啼鸣开始。

溯源世界观

——环顾四宇，点明方向

"溯源系统"既是疗法，也是活法，帮助朋友们从紧绷、僵硬、焦虑的"外源生活"走向"溯源生活"，建立优质的自我系统，创造美好的内部世界，最终收获幸福，进入和合、平衡、满足的状态。

它主要由溯源世界观、强迫症环形模式、六重微观阶段、三重宏观阶段组成，是有机、立体、流变的活系统。

"溯源世界观"是溯源疗法的大框架，展现自我系统、内部世界、外部世界的交互状态，探讨强迫症、自我系统、幸福的核心与内在关系，为立足于此世界观的溯源疗法点明终极方向。

活

世界之万有、内心之万象难以捉摸、把握，往往会形成"结"，把我们困于其中。心理疾病，便是由心而发之结。

我们在社会的保护、规训、教化中，逐渐丧失了"活"的能力，被困在结里，不能活出去。要疗愈强迫症，便要活出立体、灵动、生长的自我，脱离强迫症之结。

外部世界与内部世界

内部世界：是外部世界与自我共创的主观世界。

外部世界：是自我意识之外独立存在的客观世界。

自我：由基因、大脑、身体、心理、体验这五个关键元素交互形成的活系统。

三者关系：外部世界 ⇌ 自我 ⇌ 内部世界。

强迫症缘由：自我系统紊乱，内部世界灰暗，痛苦没有出口，创伤无法愈合。在持续失衡的状态下，各类内部、外部冲突得不到恰当处理，让自我系统更为混乱，在恶性循环之中，强迫症爆发。

幸福

幸福：处于美好的内部世界里，于自我、内境、外境中保持着动态平衡。

欲望：是思维、情绪、感受的杂合体，是驱使我们生存、体验、发展的动因。

心潮：思维、情绪、感受的统称，在内心不止不息地涌流。

平衡：在自我、内境、外境浪潮之上平衡，保持动态的谐和，方能进入和合的满足状态。

方向：动态的平衡也包含无数选择，每一次选择都是"动"的方向。在动态的平衡中，方向丰富着、细化着、更新着，与自我紧密地联结。

构建优质自我系统

构建优质自我系统，即是创造崭新的内部世界，为溯源疗法最终目的。

之所以构建优质自我系统，原因有三——自我保护、高效发展、获得幸福。

自我保护：在外部世界极繁复的物质、信息、能量场中建立起稳固的活堡垒，尽力保护自己免受伤害，即使受到伤害，也可尽快复原。

高效发展： 外源生活，仅以外界人、事、物为出发点生活，无序、紧绷、低效；溯源生活，以"自我"为"器"，专注提升自我，则一通百通，持续受益。

获得幸福： 在优质自我系统的引领下，能随着自我、世界变动而变动，任沧海桑田、时移世易，总能有深度的满足，始终处于动态平衡之中。

强迫症滚铁环模式

—— 追根溯源，辨症明因

"强迫症滚铁环模式"包含强迫症根源、形成、运行模式，以及元恐惧发展模式，是各阶段自我疗愈的认知基础。

环形模式关键元素

引念：最先在脑海中冒出的，引发恐惧、反感、焦虑的念头。

反引念：与引念相对抗的念头，主要以反抗、安抚的形式出现。

环状思维：强迫症爆发时，脑内相互驳斥的强迫思维循环。

环状思维运转机制：反弹效应。

环状思维原动力：元恐惧。

环状思维催动力：焦虑。

元恐惧：强迫症患者具有的，引起环状思维的，对特定人、事、物、思维等产生的高度恐惧。

焦虑：由担忧、恐惧引发的烦躁情绪。

强迫行为：对引念的反抗、安抚行为。

强迫泛化：强迫症所带来的痛苦催生了对"思维、行为重复循环"的元恐惧，反而使强迫内容增多、强迫范围扩大。

强迫症根源：紊乱的自我系统。

强迫症形成模式

模式分为三阶段：恐惧激活→恐惧值高于恐惧耐受度→恐惧应对失衡。

在这一过程中，隐性恐惧变为显性恐惧，再变为元恐惧。

隐性恐惧：呈现隐蔽状态，暂不对人产生任何刺激的恐惧形式。

显性恐惧：呈现活跃状态，引起紧张、焦虑、不安的恐惧形式。

恐惧激活：恐惧值高于恐惧激活阈值，隐性恐惧转化为显性恐惧。分为两种形式，触发恐惧（危机让恐惧感爆发）和发掘恐惧（思考和想象激活恐惧）。

恐惧值高于恐惧耐受度：恐惧值超出能平稳承受的界限，引起极大身心动荡。

恐惧应对失衡：紊乱的自我系统难以应对恐惧，极力抗拒引念，导致引念和反引念相互辩驳，环状思维出现，显性恐惧转化为元恐惧，强迫症爆发。

强迫症运行模式

模式分为三阶段：强迫思维→强迫固化→强迫泛化。
具体发展到哪一阶段，因人而异。

强迫思维：元恐惧出现，强迫思维产生，引念、反引念相互抗争。在焦虑、元恐惧、环状思维三者的影响下，情绪、感官、思维控制力被削弱，处于混乱、无助、失控状态。此时，强迫行为亦可能随之出现。

强迫固化：强迫思维惯性形成，我们的状态被强迫症重塑，甚至难以回忆起健康时的感受。我们越陷越深，难以与病状剥离，康复难度增大。

强迫泛化：在强迫症的摧残下，对环状思维的恐惧与日俱增，从而催生新的元恐惧（对强迫思维、强迫泛化的元恐惧），使强迫对象增多、强迫范围扩大，强迫症的破坏力和持久力倍增。

元恐惧发展模式

模式分为四阶段：对特定事件的元恐惧→对特定思维的元恐惧→对环状思维的元恐惧→对强迫泛化的元恐惧。

每上升一阶段，元恐惧的范围便会相应增大，但前阶段的元恐惧并不消散。发展阶段因人而异。

对特定事件的元恐惧：由于惧怕特定事件可能带来的负面效应，产生对特定事件的元恐惧。

对特定思维的元恐惧：由于特定思维和特定事件的关联性，产生对特定思维的元恐惧。

对环状思维的元恐惧：由于环状思维所带来的痛苦，产生对环状思维的元恐惧。假若应对失衡，这一元恐惧便会催生新的环状思维，导致强迫泛化。

对强迫泛化的元恐惧：由于强迫泛化所带来的痛苦，产生对强迫泛化的元恐惧。假若应对失衡，这一元恐惧也会催生新的环状思维，使强迫范围变广。

六重微观阶段

——由表及里，层层突围

六重微观阶段，包含从"紊乱自我系统"进化至"优质自我系统"的六阶段，是立足于"自我疗愈"的发展脉络。

用"日记／内观→情绪感官控制→思维控制→松弛型自我控制→元恐惧应对法→优质自我系统构建法"这六阶段方法，一步步解决"焦虑→环状思维→强迫型自我控制→元恐惧→紊乱自我系统"问题，最终疗愈根源，全面复原。

日记／内观

内观：体察身心变化，把控自身动向。

方法：定态，觉察，问答。

心理支点：我们的目标、计划。

事件线：心理支点和心理支点之间的进展线。

自愈日记：有怡情、观察、反馈、整理、定向、支点六大功用，是我们在心之大陆上的地图、旅伴、引路人。

方法：抓住目标、计划、执行、反馈这四要素，进行记录、调整、迭代；也可写光源笔记。

光源笔记：是自愈日记的一种记录方式，也是一套高效的自我管理工具。

方法：分目标、方法、轨迹、心路、总结这五部分。自上而下，环环相扣，动态更新，形成高效的正循环迭代，自然而然地推动我们前进。

情绪控制／感官控制

是夺回自主权的必要一步，也是恢复自控力的必要程序。

情绪控制：解决催动力焦虑，将情绪调整至松弛、平和状态。

方法：身体调整 —— 呼吸法（深呼吸、腹式呼吸），身体舒展（松弛躯体、拉伸活动、按摩躯体、鹅式锻炼法），冥想（观息法）。

休闲活动 —— 沐浴、音乐、倾诉、亲近大自然。

感官控制：解决感官钝化问题，重新激活感官。

方法：单一感官、感官转换、多感官感知。

思维控制

强迫症极大部分痛苦，是由高速循环、不受控制的思潮带来的，我们需通过调整思维内容、重建思维能力，达成对思维的复健。

调整思维内容：区分衍生思维、自主思维，并运用思维调整四步走，跳出思维循环。

衍生思维：由焦虑、元恐惧被动催生的思维。

自主思维：不受焦虑、元恐惧影响的主动思维。

在脑中将两类思维区分开后，找到正确的轨道，而后运用思维调整四步走，进入思维正轨。

思维调整四步走：觉察，调息，定念，行动。

衍生思维会一次次产生，这一方法便一遍遍重复执行。通过长期坚持，重塑大脑神经回路，摆脱环状思维惯性、培养自主思维惯性。

重建思维能力：思维能力已被强迫症大大削弱，故需重建思维能力。

方法：自问自答、深度阅读、想象力练习、限时推理、脑力游戏。

松弛型自我控制

虽然我们学会了情绪、感官、思维的控制方法，但若控制不当，便会进入"强迫型自我控制"状态，备受煎熬。我们要运用技巧，实现"松弛型自我控制"。

强迫型自我控制：为了逃避环状思维，强制性地转移注意力，迫使注意力维持在高强度水平的自我控制模式。

松弛型自我控制：松弛、平和的自我控制模式，是让自我控制能力逐步提高、状态愈益好转的良性循环。

元恐惧应对法

在这一阶段，通过改变恐惧应对方式、降低恐惧值，让元恐惧逆化为隐性恐惧，不再影响日常情绪与生活。

第一重元恐惧应对法：通过行动，降低元恐惧事件发生概率、减少元恐惧事件负面效应（减少事件产生的负面效应、增加正面效应以消弭负面效应）。

第二重元恐惧应对法：松弛型自我控制。

第三、四重元恐惧应对法：松弛型自我控制。

优质自我系统构建法

这一阶段，包括"五元素""三理念""三架构""熏陶法"，通过构建优质自我系统，帮助我们实现自动自律、内外平衡的美好状态。

通过这一部分的实践，我们还可以从根源处提升恐惧激活阈值、恐惧耐受度，甚至直接消除与偏狭认知、认同捆绑的恐惧，让其阴影消散。

由于构建法内容繁多、结构复杂，故在后文单独划出一个区块，进行梳理、呈现。

优质自我系统构建法

——自动自律，内外平衡

五元素

基因、大脑、身体、心理、体验这五个关键元素，紧密联系、相互塑造，共同构成立体、流变的自我系统，时时引导我们的情绪、感知、行为。

基因：是人类的遗传物质。

大脑：是人类神经系统的关键部分，是高级神经活动的物质基础。

身体：是人体中除大脑以外的生理组织，是机体活动的物质基础。

心理：是情绪、感知、思考等心理活动的集合。

体验：是自我内部、自我与外部世界的物质、信息、能量交互的经验。

三理念

即构建自我系统的三大理念，从原则上指导优化自我的方式。

双向：在内部建立心态、能力、习惯架构，在外部建立良性熏陶场，对自我系统进行双向塑造。

拼图：放平心态、拉长战线，像拼拼图般，缓慢而透彻地改善自我。

内化：从小处着手，由内部生长，轻盈松快、沉心静气、因势就形，最终达到从心所欲、纯任自然的境界。

熏陶法

熏陶，就是将自己置于良性的信息场、能量场中。

这是从外部构建、养护自我系统，让其更轻松、顺畅、盛旺地运行。

搭建熏陶场：在方方面面、点点滴滴间，有意识地进行对自身有益的选择，搭建良性的信息场、能量场，让我们在其中持久地受益。

方法：音乐熏陶、书籍熏陶、影视熏陶、人际熏陶、环境熏陶。

消减恐惧：有些恐惧是可以被消除的，我们能够通过熏陶，消融其认知、认同根基，从而消解恐惧。

方法：追溯恐惧根源，整理认知、认同根基，熏陶改变认知、认同根基。

心态架构

优质自我系统的三架构分别是心态、能力、习惯。

这三者配合无间，构成了优质自我系统的"势""力""能"，让其稳定、持久、健康地运转，在内境、外境潮流中平衡地航行。

心态是对内、对外认知、交互的准则。

是动态平衡中的"势"，把握着行动的趋势。

此架构含九种心态：通达、接纳、正向、更新、引导、沉静、归元、坚持、灵活。

通达：以丰富的视角认知对象。

接纳：承认万物以自己的方式存在着，与自我、与外界和合地共存。

正向：为坏的可能性做准备，但更重视事物好的方面，成为理性的乐天派。

更新：主动地进行正向迭代。

引导: 运用巧妙的方式，给自己、给他人设定无形的框架，让我们在不知不觉间，顺着框架的脉络前行。

沉静: 心潮和缓流动，整体趋于平和状态。

归元: 回归平衡位，是一轮轮迭代中的松弛、休息、清理、规整。

坚持: 不计较单一事件的结果好坏，在持续行动中长久地发展。

灵活: 把握动荡、震颤的存在之脉络；在世界常规的脉络之外，仍能看到隐藏的无数脉络。

将这九准则，反复地运用于每日认知、思考、行动中。久而久之，它就会融汇为不断流变的一股"势"，内化为"我"的一部分。

由于许多强迫症病友难以摆脱负面心态、养成正向心态，因此，特以三类方法，帮助内化正向心态。

方法: 正向选择性注意 —— 给正面部分画下划线、记录快乐与感恩。

更新认知 —— 正视、打破、接受限制，宇宙电梯。

趣味化事物 —— 探寻乐趣点、多重任务、游戏化。

能力架构

能力左右着自我管理的效果。

是动态平衡中的"力"，掌控着前行的力度。

此架构含四种能力：动力、意志力、信息处理力、心理调控力。

动力：让我们做事更具自发性、更富热情的能力，是行动的推力。

方法：预想象、五秒法则、熏陶、增添趣味。

意志力：让我们克服困难、干扰，坚持完成事务的能力，是行动的拉力。

方法：养成新习惯、极限挑战。

信息处理力：高效处理内部、外部信息的能力。

方法：思维控制法、逻辑思维、文字视觉化、思维导图、点线面体思维法。

心理调控力：让我们收放自如，调适至良好心理状态的能力。

方法：放的实践方法 —— 找寻泄洪口（依靠理性、相信直觉），释放心潮（行动解决、万能钥匙、安逸日）。

收的实践方法 —— 专注型环境、降伏心猿、缓冲降噪、白噪音、数据化追踪＋番茄工作法。

习惯架构

习惯是内化的高效行动。

是动态平衡中的"能"，补给着前行的能量。

此架构含九个习惯：内观、日记、冥想、阅读、运动、睡眠、饮食、养元、清理。

内观：达成自我意识、自我控制、自我管理的必要行动。

日记：自我疗愈的地图、自我管理的基地。

冥想：让自我松弛、平和，能收获全方位、多层次的给养。

阅读：吸收信息的极高效方式，织就细密的认知网络，构筑广远的内部世界。

运动：为自我系统各元素充能的活力泵。

睡眠：与自我平衡息息相关的归元法门。

饮食：为自我系统提供优质的营养、能量。

养元：养护身体关键部位，防患于未然。

清理：让自我处于干净、清爽、无负担的良好状态，时时受到正面给养。

为了顺利搭建习惯架构，以六个方法，帮助我们养成好习惯。

方法：让习惯落地，巧用活化能（让好习惯方便／让坏习惯不便、检查行为链条、微习惯），置身加速场，绑定习惯，正强化／负强化，坚持。

三重宏观阶段

——自我升级，脱胎换骨

三重宏观阶段，从"自我意识"到"自我控制"最终到"自我管理"，是立足于"自我优化"的发展脉络。

我们在微观阶段中一层层进阶时，同时也跨越了这三重宏观阶段。和"六重微观阶段"一样，在"三重宏观阶段"中，前一阶段是后一阶段的必要组成部分，逐层丰富、发展、深化，最终达到理想状态。

自我意识

在微观第一阶段，我们也开启了宏观第一阶段——自我意识。

自我意识，即对自我的关注、了解。

现今大多数人尚不知"我"，谈何构建"我"。这是自我系统无序、紊乱的首要原因。

自我意识缺失：初降生后，由于我们大脑、心理的成熟较感觉器官滞后，又处于社会的多重权力结构笼罩之下，亦缺乏对自我意识应有的重视、教育，便经历了悄无声息的"去自我化"过程，导致自我意识缺失，甚至不知应有自我意识。

自我意识难产：当自我意识开始觉醒时，倘若身处压制自我意识的环境中，便会经历自我意识的难产。此时，我们对外投射的目光转而向内，真正地意识到了自我与外界的冲突，各类负面情绪便更为外显地迸发。

自我意识淡薄：处于这一境况的人，虽具有一定程度的自我意识，但并不足够，不全面，甚至不正确，总是跟随常识、惯性、直觉等行事，忽视内心涌现的诸多情绪、思潮，甚至对其进行压制，致使自我系统失衡问题逐步恶化。

为了解决这些问题，我们在微观第一阶段中，通过保持内观、书写日记，体察身心变化、追踪自身动向，深化了自我意识，完成了宏观第一阶段的目标。

自我控制

从微观第二阶段起，我们也开启了宏观第二阶段 ——自我控制。

在强迫症中，我们的自控力已被削弱，要回归健康状态，就需要掌握自主权，恢复自控力。在溯源疗法中，我们于微观第二、三、四阶段，依次恢复了情绪、感官、思维控制力，最终实现松弛型自我控制，全面重建了自我控制力，完成了宏观第二阶段的目标。

自我管理

在微观第六阶段，我们亦开启了宏观第三阶段 ——自我管理。

这是系统性的自我发展、自我调控，亦是自我优化的最终阶段。

进行自我管理与构建优质自我系统，实是一体两面，在搭建良性熏陶场、构建势力能三架构之后，我们便能自动、自发、自如地进行自我管理，最终达到自动自律的境界，进入内外平衡的状态。

黎明寄语

——结束与开始

我们将走过的路重温了一遍，所有脉络已呈现得一清二楚。

到这里，我们已行至开阔处，可以朝着各自的方向前行了。

还有一些未说的话，留在这里做一个纪念。

在写作的时候，我和文字产生着密切的交互，我让文字生长，文字也让我生长。书中所有的呈现，都浸润着我的苦难、福泽，将它们写就时，一切都在加速地联系着、分解着、和合着。

人类创造音节、单字、词语、意义、语法，再将它们连接起来，覆盖在我们想要描摹的所有有形、无形的体之上。但象外之意总难以言传，才会有"言语道断"之说。

用文字化无形为有形，化意为象，着实不容易。

在初稿成形时，一切都是稚拙的，生涩的，大片大片名词与形容词扭拧起来，再被标题生生切断。大话、空话、套话穿杂其间，为生板的结构着色、上漆、布饰。

在书改到第六、七遍时，我仍止步于打磨细碎的文辞，期望能接近印象中"书"的文法。因过于在意文辞的堆砌，而丧失了对文脉的把握，生造了一片文字滩涂，死气沉沉。

改到第八、九遍时，我丰富了各类例证，笔下的脉络也丰满起来。在转动着视角看待病症、看待自我时，许多隐而未发的因子，在文字的流动中绽裂开，冲破原有的透明界限，朝各个向度延展着。

改到第十二、三遍时，删去了数万字，又增添了数万字，书的内容产生了大幅度的变化，从结构到文脉到视野，都经历了一回彻底的洗礼。文字像山脉、川流一样，有了曲度，既是稳定的，亦是流动的。

改到第十六、十七、十八、十九遍时，我逐渐感到，书中的文字活了起来，获得了生命力。到了最后一遍，我可以松手了——即便我停下来，它也能淋漓地自我表达了。

著书，赋予我一个契机，让我把这十多年的所感、所想、所得，一遍遍洗濯干净，化为文字。文字又化作一个个细密的支点，一边由我摆弄，一边暗暗地活络、流动，刺激我生发出新的所感、所想、所得。

最终，它们将我从"死"的态势里解放出来，释放出"活"的精神。

我盼望这本书，也能让你们活起来。

我常在想，如果病友们尽皆恢复健康，能感受世界无时无刻不在震颤着、冲刷着的美与善，用重被洗涤的心灵为世界创就华章，那人间会增添何等灿烂的光辉。病友们都是蕴含丰足能量的聪慧者，只是尚未抵达根源，去重塑久为忽略、损耗的自我。

然而，没有这劫，我们也无法来到这里。

在我刚病发的时候，与父亲在清晨散步，他向我说起佛教所云"芥子纳须弥"。微小的芥子能收入八万四千由旬的须弥巨山，正如人内心能容下如恒河沙数的思潮。小如芥子，大如须弥，在人心中只是一念之差，要了悟本心智慧。

十年前的我不太明白这意思，像是云环雾绕里、尘寰踏破后的空寂疏朗。现在，当我为本书作结时，这句话恍惚间又回到我的意识里浮游。我将这飘飘荡荡的字句撷取来，反复把玩。

我原来用了十余年时间，做了一次向心的朝圣。

未病时，我茫茫然地过日子，将意识附着于外物之上，脚步慌张，内里荒茫。倘若不得这病，我到老也是活在一块死人皮里，未得踏足内心，感知心门里的万千气象，探知内境的阔野辽原。

因这病，我方始内观，一步步溯回源头，洗去外物的尘霾，破开我与我之界限，荡开一片了然之境，方能纳须弥于芥子，使虚实相通，巨细相容，自毫端见大千，于微处识渊玄。安处于内心之境内，恰似在世界的中心。

所以，我是被置死地而后生了。想到这里，感叹机缘，喜悦的涟漪由内向外层层泛荡至无边际处。

如是想来，对你们也是机缘。

这十年，伴着芥子须弥的典故起，由我的解作终，算是一个圆满。

我的溯源疗法也在此做了一个圆满。

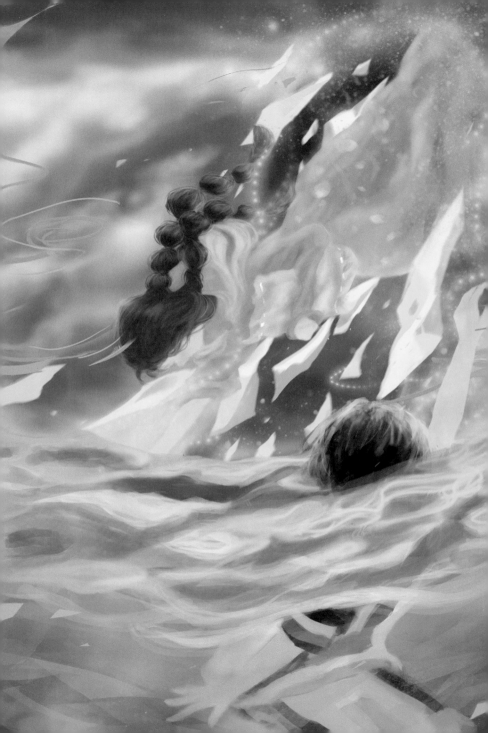

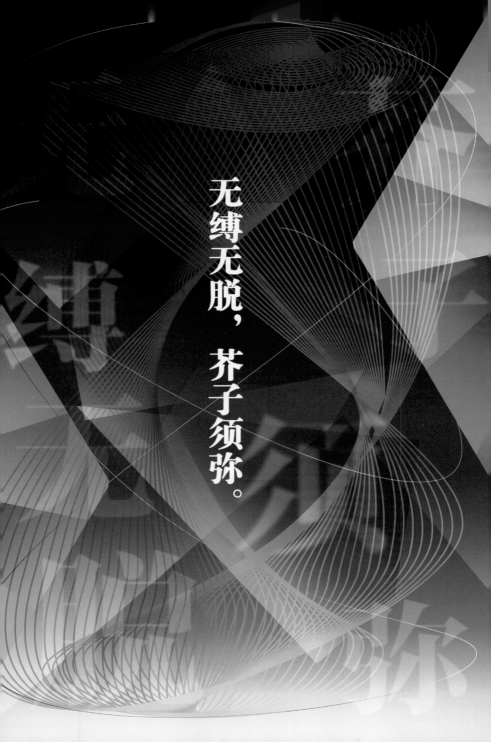

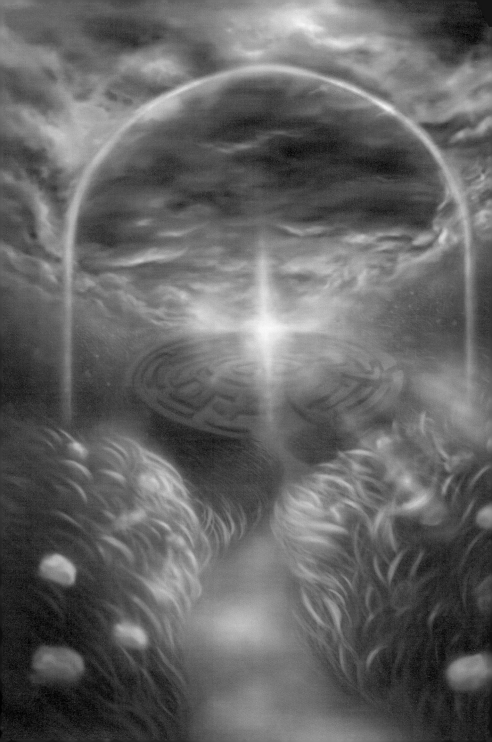

一呼一吸，皆是奇迹。